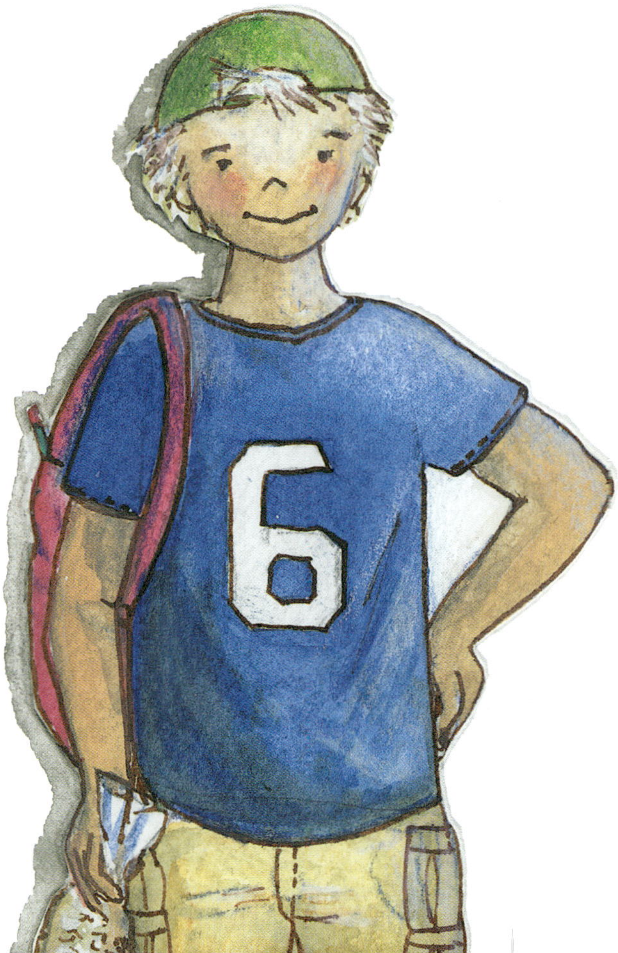

Ich heiße Fabian
und bin schon fast sieben.

Und neben mir steht meine kleine Schwester Henriette – sie ist erst drei, aber sie denkt, dass sie schon richtig groß ist! Weil sie nämlich auf dem Volksfest schon auf den Pferden reiten darf, und sich in die Geisterbahn traut, und schon Roller fahren kann.

Natürlich hat sie alle diese Dinge von mir gelernt, denn sie macht mir gerne alles nach. Aber auch alles! Sogar das Auf-die-Welt-kommen!
Aber ich war der Erste und darum kann ich euch alles von uns erzählen!

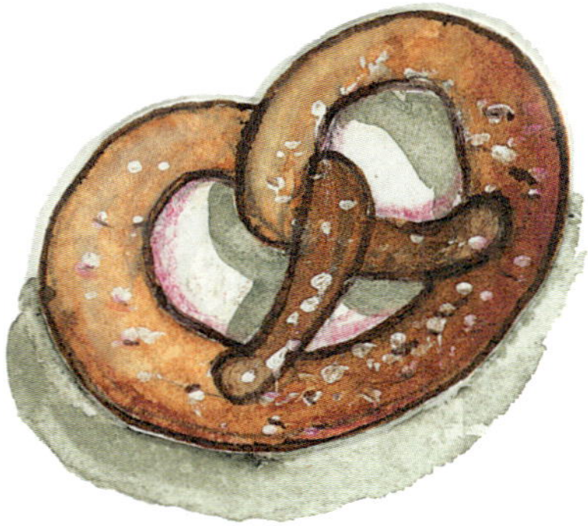

Edith Zeller

»Busi« sagte Henriette

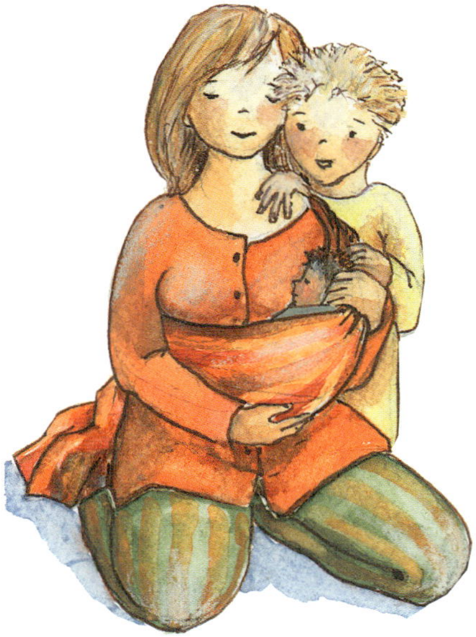

Eine Geschichte vom Stillen

edition buntehunde

Für meine Kinder Jakob und Franziska
und all die anderen, die so glücklich waren mit ihren
Busis, Mimis, Heias, Didis, Namnams, Bubus, Mumis und Nuggis.

Edith Zeller, im September 2008

Bibliografische Information der Deutschen Bibliothek
Die Deutsche Bibliothek verzeichnet diese Publikation in der Deutschen Nationalbibliografie.
Detaillierte bibliografische Daten sind im Internet unter http://dnb.ddb.de abrufbar.

2., leicht veränderte Auflage
Die erste Auflage war 2001 unter dem Namen Edith Seitz erschienen

www.editionbuntehunde.de

Satz: Grafik Design Rainer Fürst, Regensburg
Umschlaggestaltung: edition buntehunde
Herstellung: Buchproduktion Ebertin, Uhldingen-Mühlhofen
Printed in Germany
ISBN 978-3-934941-45-8

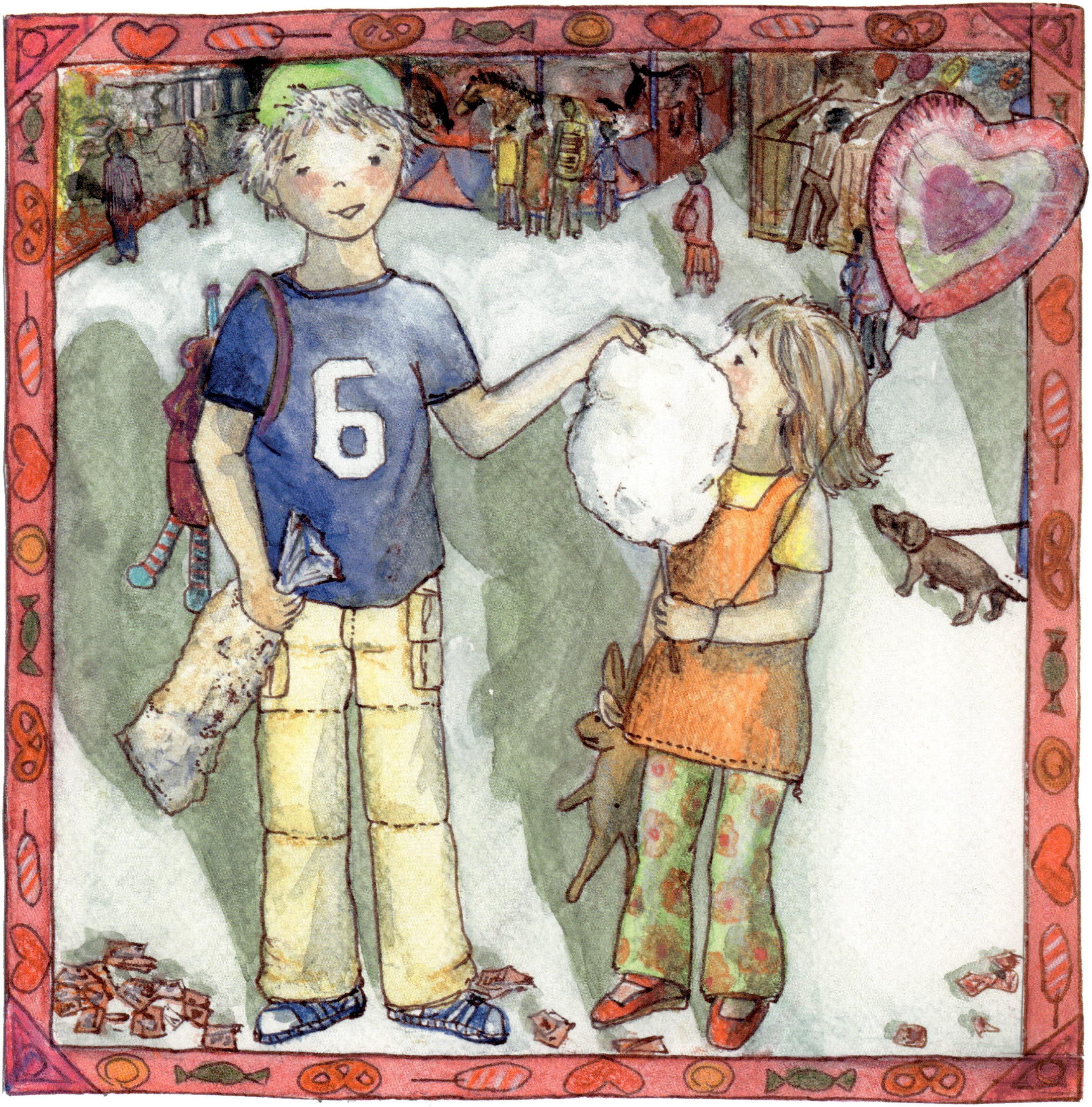

Ich weiß noch gut, wie Henriette auf die Welt kam. Das war aufregend!
Mami hatte zuerst einen fürchterlich dicken Bauch
und es sah sooo ulkig aus, wenn sie vom Sofa aufstehen wollte.

Einmal saß Omi gleich nach dem Aufwachen neben mir und sagte,
dass Mami und Papi in das Geburtshaus gefahren sind,
und dass unser Baby bald da ist!

Das Warten dauerte ziemlich lange. Omi und ich spielten alle Spiele
und lasen alle Geschichten, manche sogar zweimal.
Am Abend kamen Mami und Papi endlich zurück!

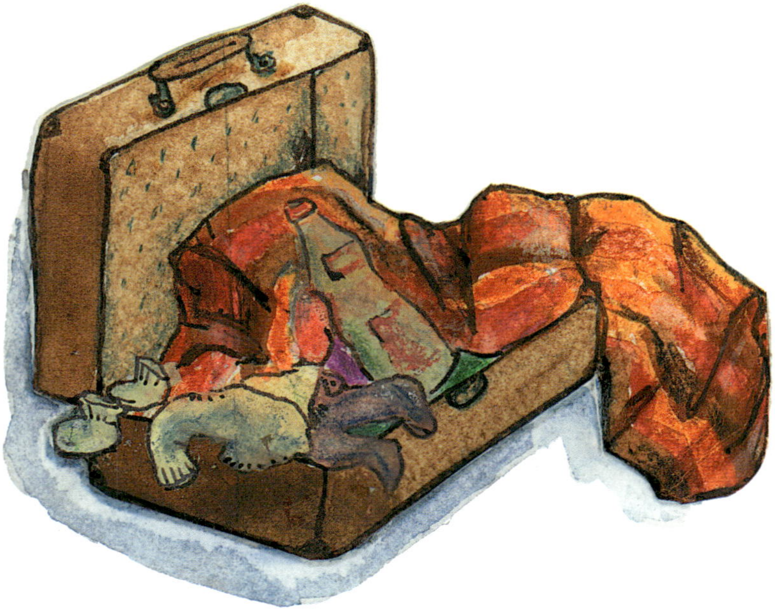

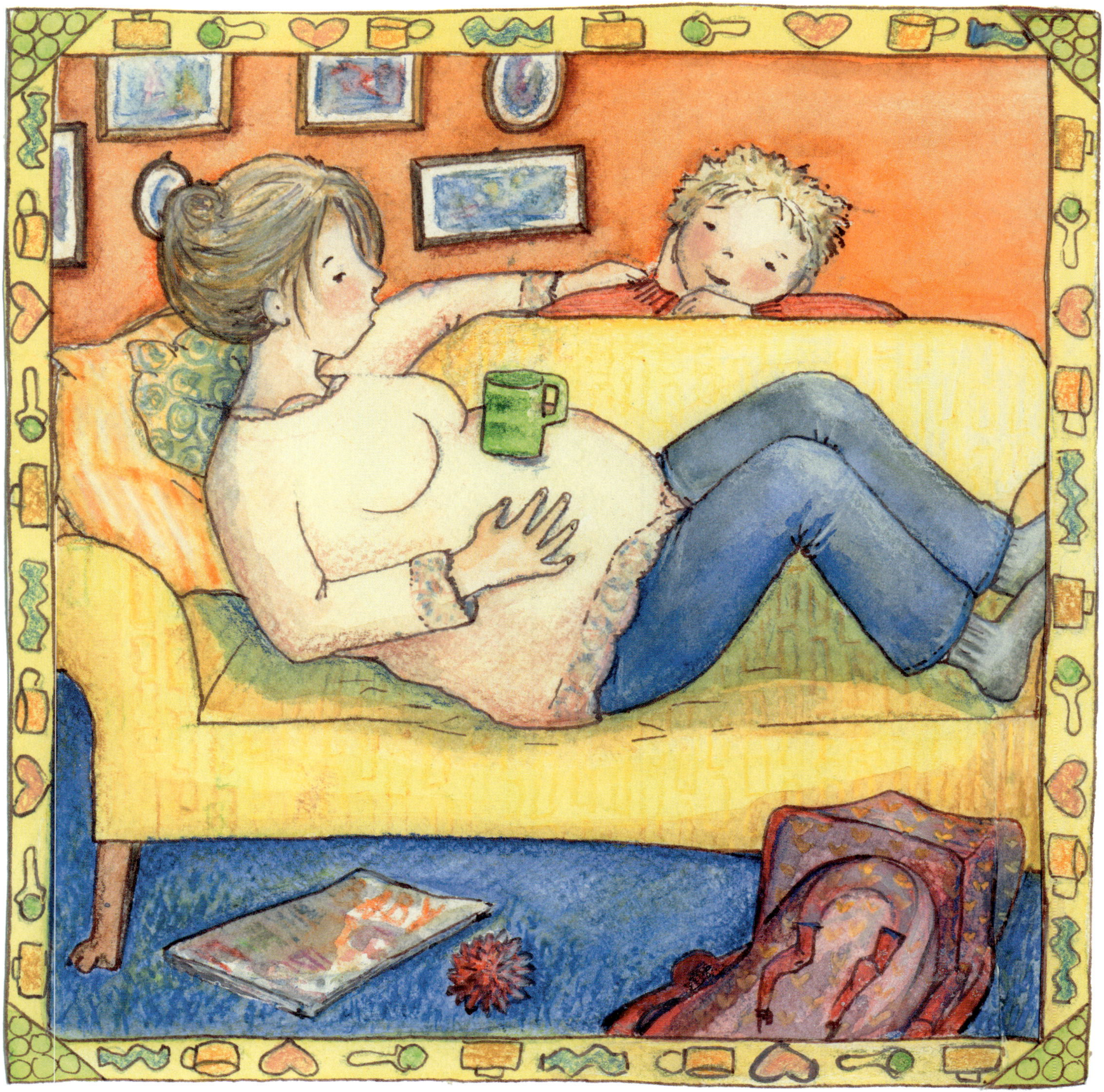

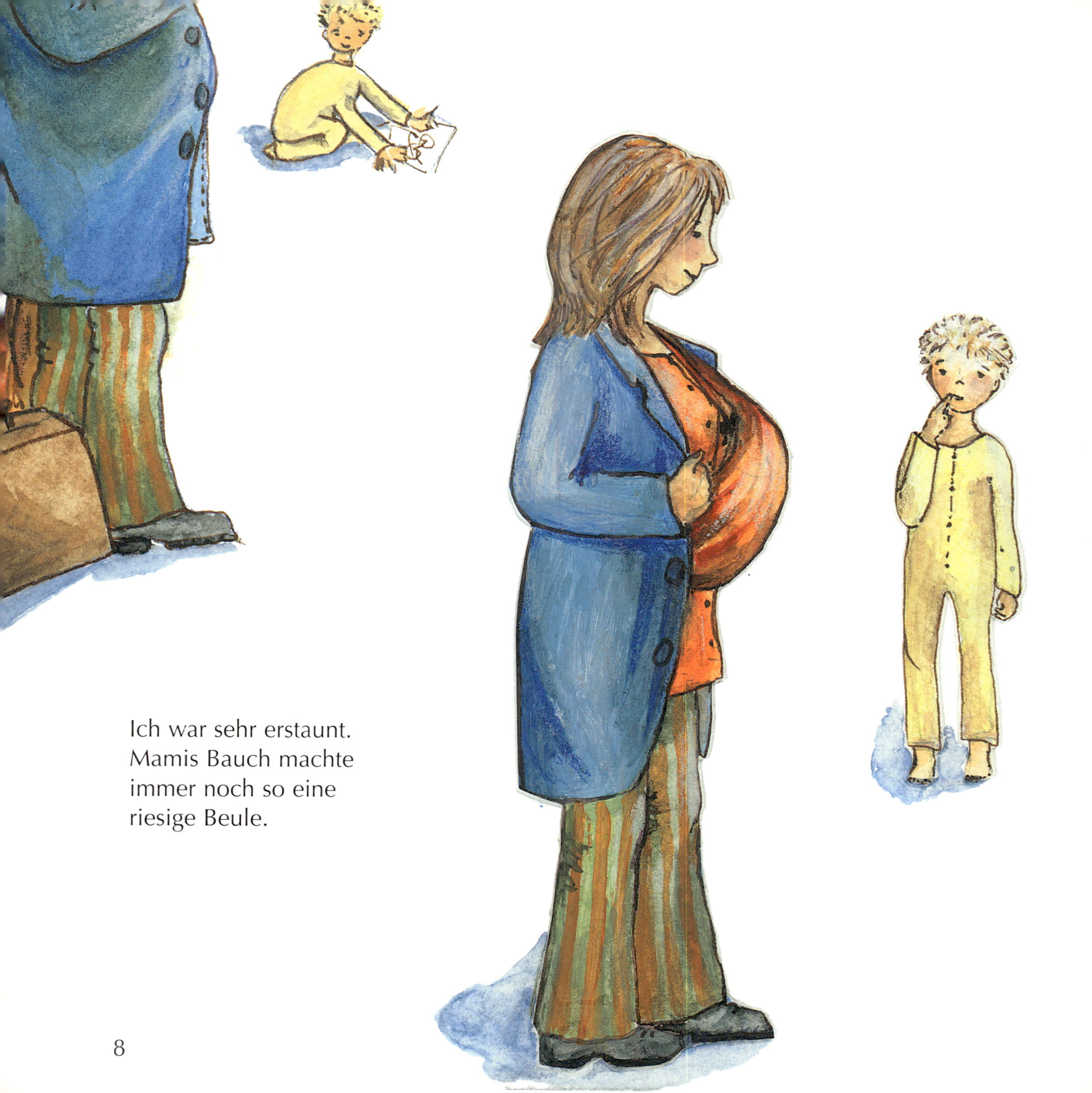

Ich war sehr erstaunt.
Mamis Bauch machte
immer noch so eine
riesige Beule.

Da knöpfte sie ihren großen Mantel auf und ich sah, dass sie ein buntes Tuch vor den Bauch gebunden hatte. Und da – da konnte ich ein ganz kleines dunkles Haarbüschel entdecken. Henriette war da drin!

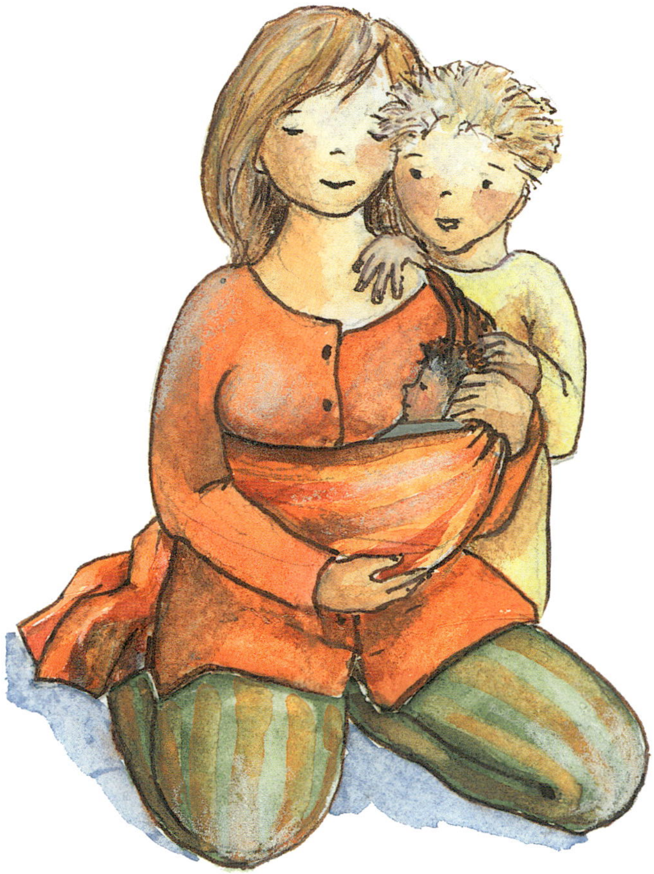

Mami erklärte mir, dass das Tuch so eine Art Ersatzbauch für die kleinen Babys ist, bis die sich an unsere Welt gewöhnt haben.

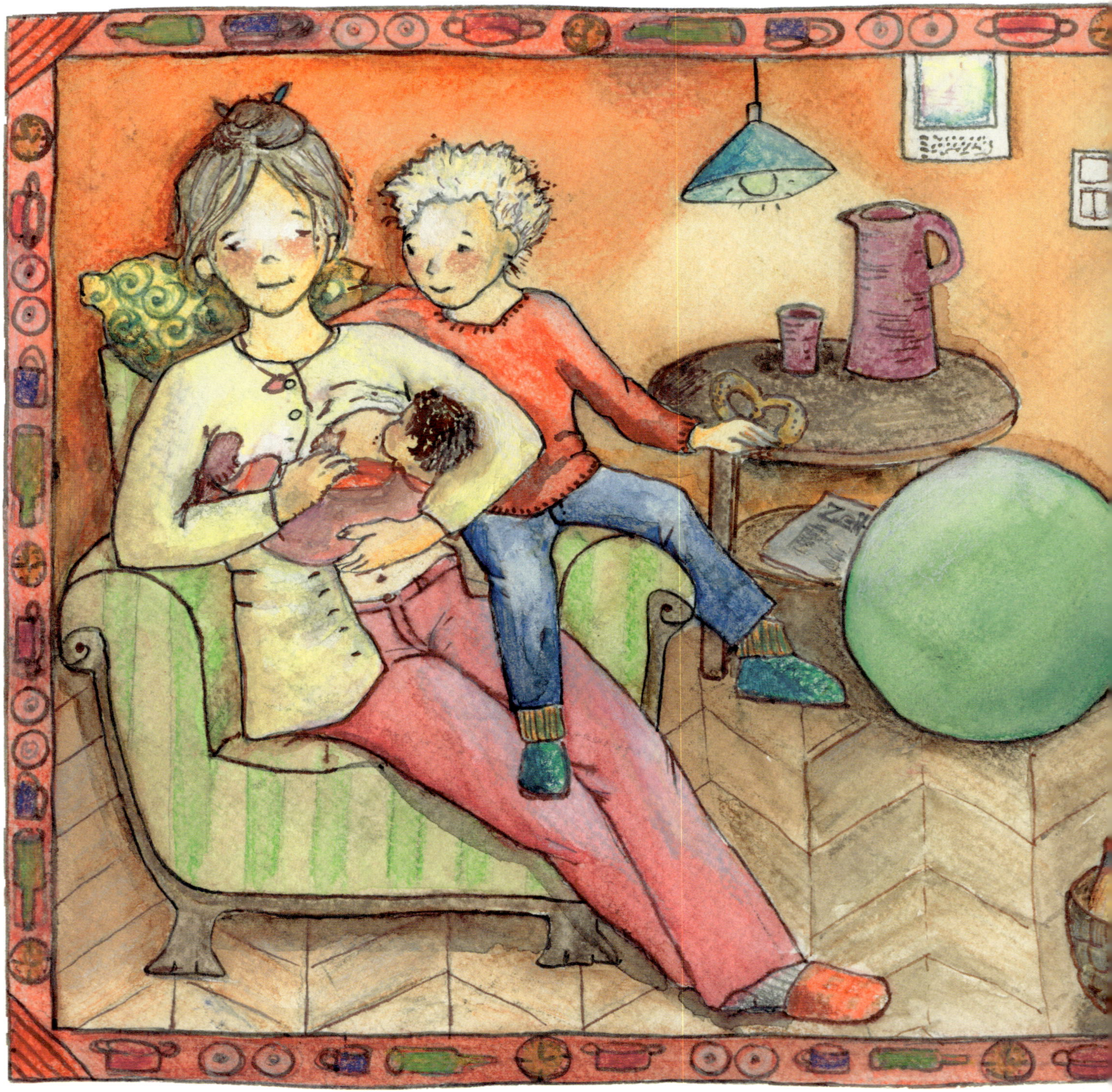

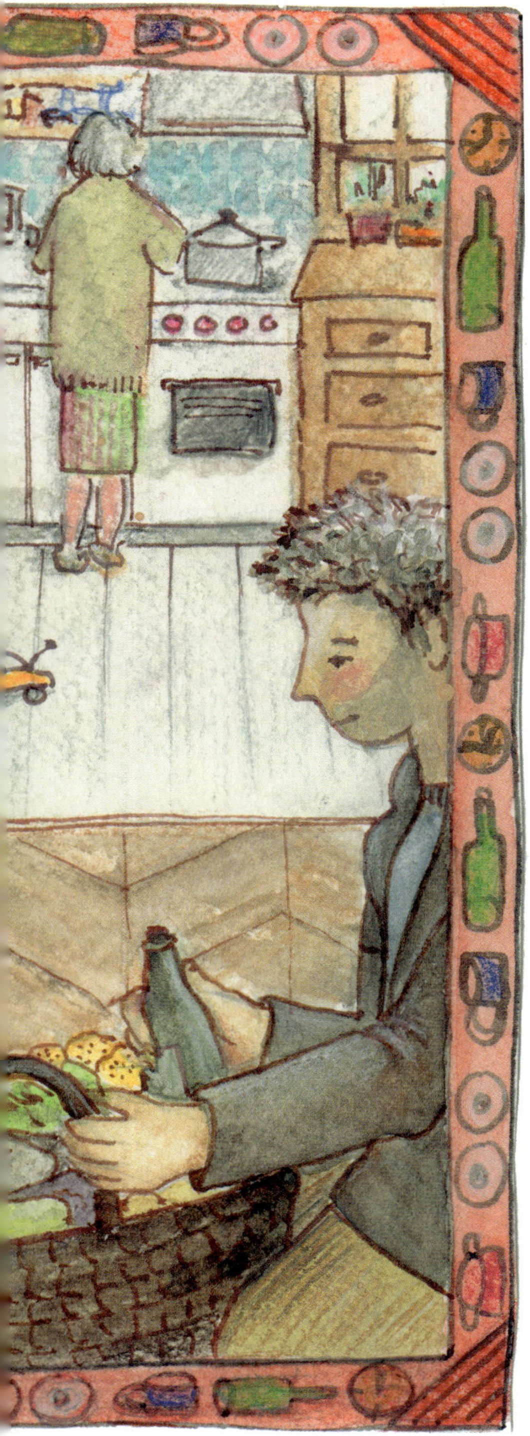

Oh, Mann! ... und das dauerte!

Papi hatte Urlaub genommen und Omi kochte alle unsere Lieblingsgerichte. Mami hatte einen Riesenhunger, denn ihr Busen machte Milch für Henriette. Das war o.k.!
Denn wenn Henriette aufwachte oder weinte, brauchte Mami bloß den Pulli hoch zu schieben und ihr eine Brust in den kleinen Mund zu geben und schon ging das Geschmatze los!
»Stillen heißt das«, sagte Papi, »weil die Babys dann immer so schön still werden.«
Naja, ... und meistens war es auch so.

Mami stillte Henriette überall! Auf unserer Spielplatzbank und auch mal in der Umkleide im Kaufhaus – wenn's dringend war.

Bloß nicht bei Tante Herta, weil die machte dann gleich ihre verdrehten Augen ...
»Ja gab's denn früher keine Busen, oder was?!«, motzte Papi danach im Auto. Da war es zwar ein bisschen eng, aber Henriette schmeckte es trotzdem.

Echt praktisch, dass wir immer Milch für Henriette dabei hatten, und die war jedes Mal warm – sogar beim Schlitten fahren! Weil in die Wickeltasche keine Flaschen rein mussten, durfte ich dafür meinen Stoffdelphin und das Feuerwehrauto mit der Sirene einpacken.

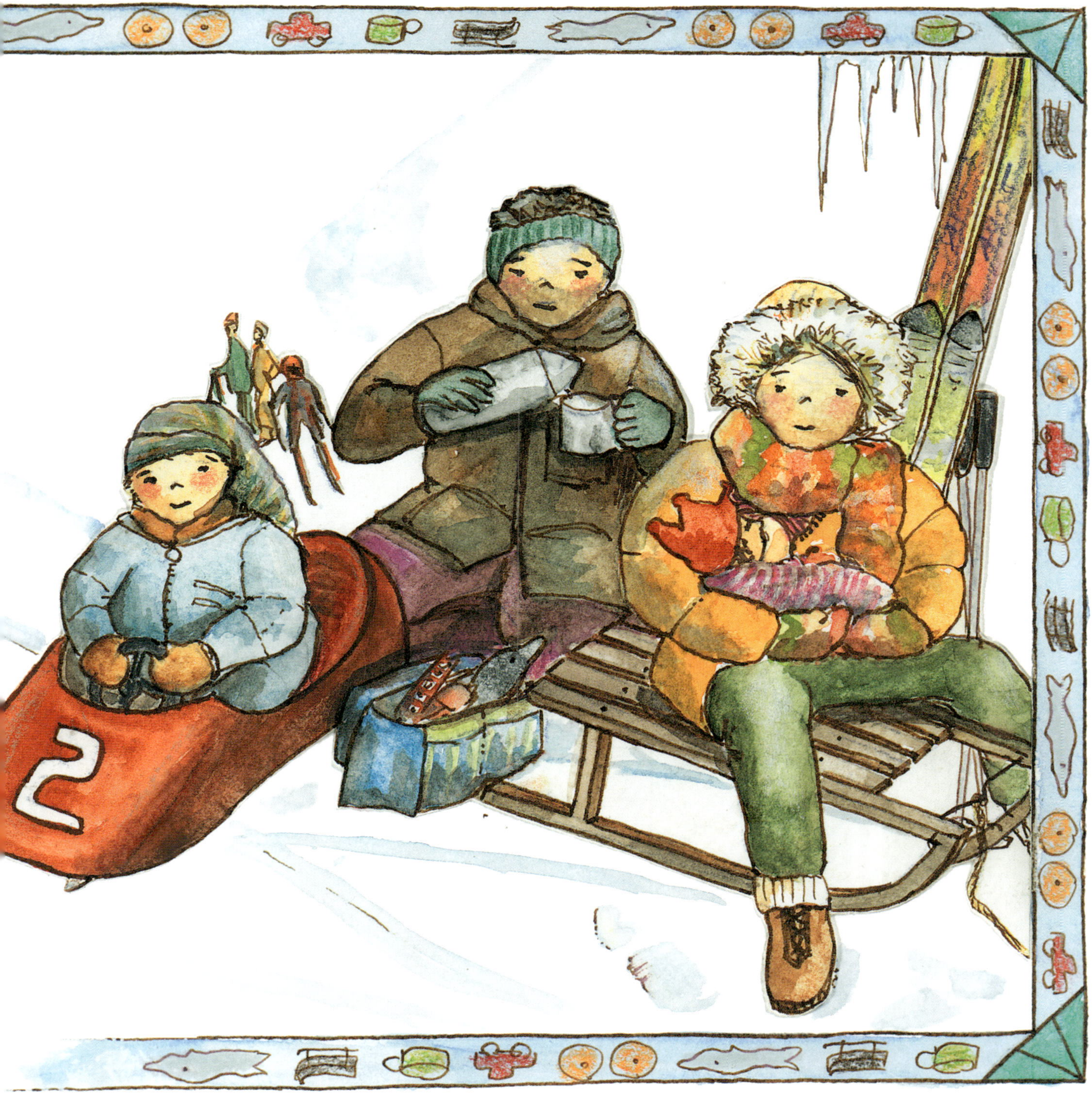

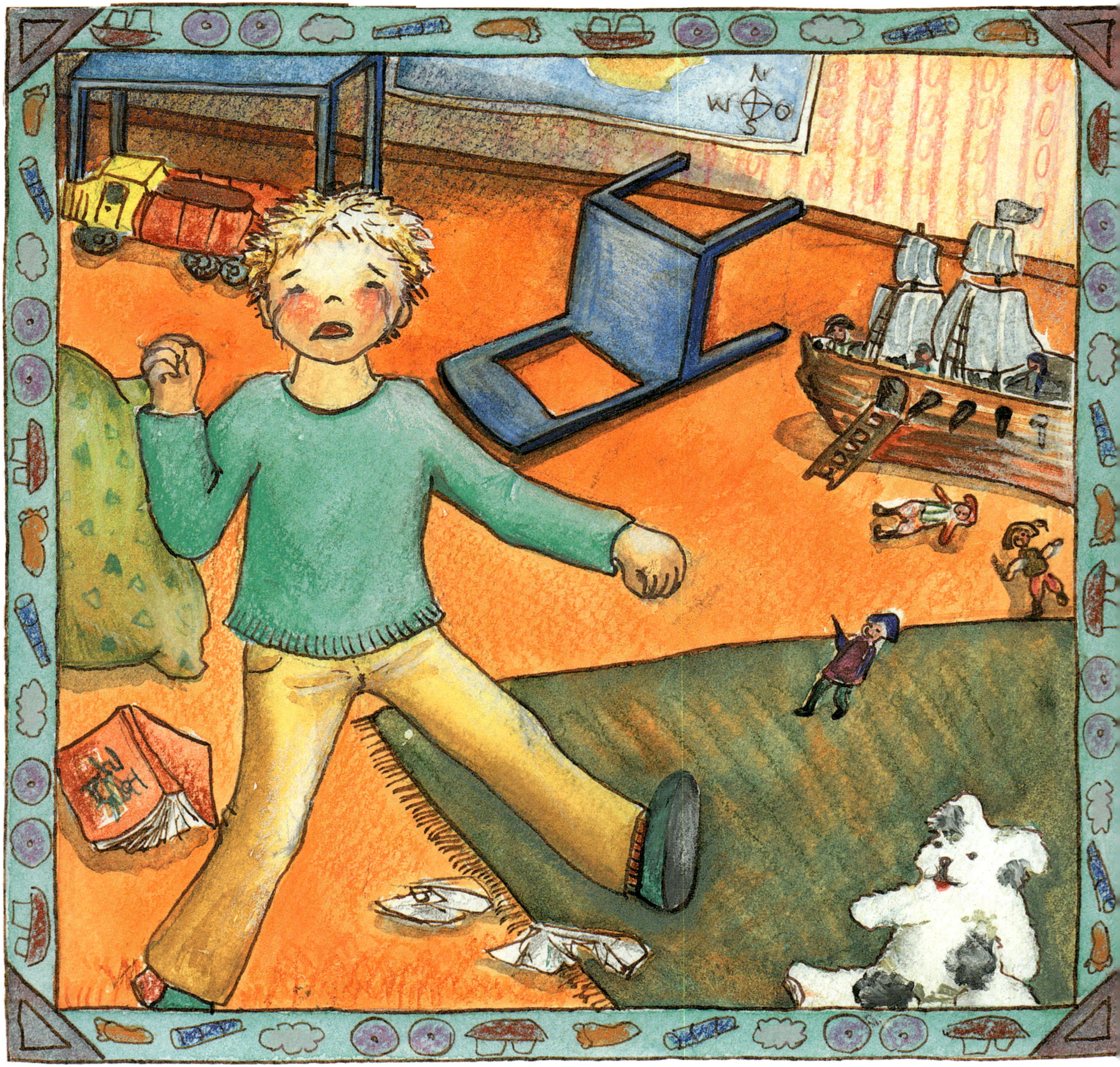
N
W
O
S

Aber einmal wurde ich sehr zornig – weil Henriette sooo lange bei Mami trinken wollte. Wachstumsschub nennt man das! Hat die Stillberaterin gesagt.
Mir doch egal!
Ich wollte jetzt endlich mit Mami und dem neuen Riesenpiratenschiff spielen. Das hatte mir Omi mitgebracht, weil ich schon so ein gescheiter großer Bruder bin!
Paah, nicht immer!
Ich legte also mein volles Programm hin: Riesenwutschub nennt man das! Ich trat sogar mit den Füßen nach Käptn Holzfuß! Der war dann völlig kaputt – und ich auch ...

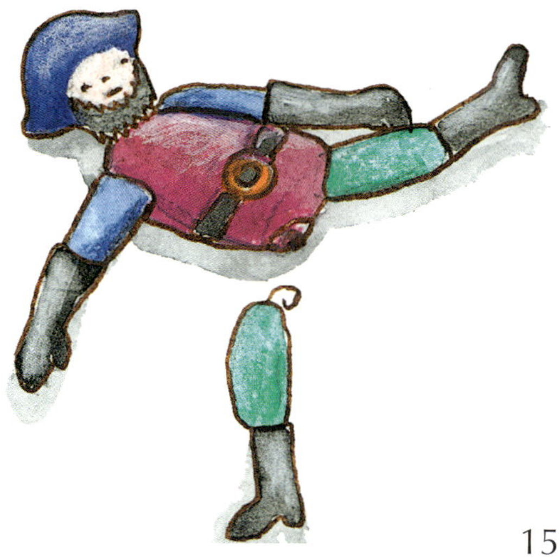

Da hat Papi mir Fotos gezeigt – von mir, als ich ein ganz winziges Baby war, als ich im Ersatzbauchtuch lag, als ich an Mamis Brust gesaugt hab. »Du hast sieben Monate lang fast nichts anderes essen und trinken wollen«, sagte Papi – sooo lecker war das! Ich hab Mimi zu Mamis Milch gesagt und am liebsten in der Hängematte unter dem großen Kirschbaum gestillt.

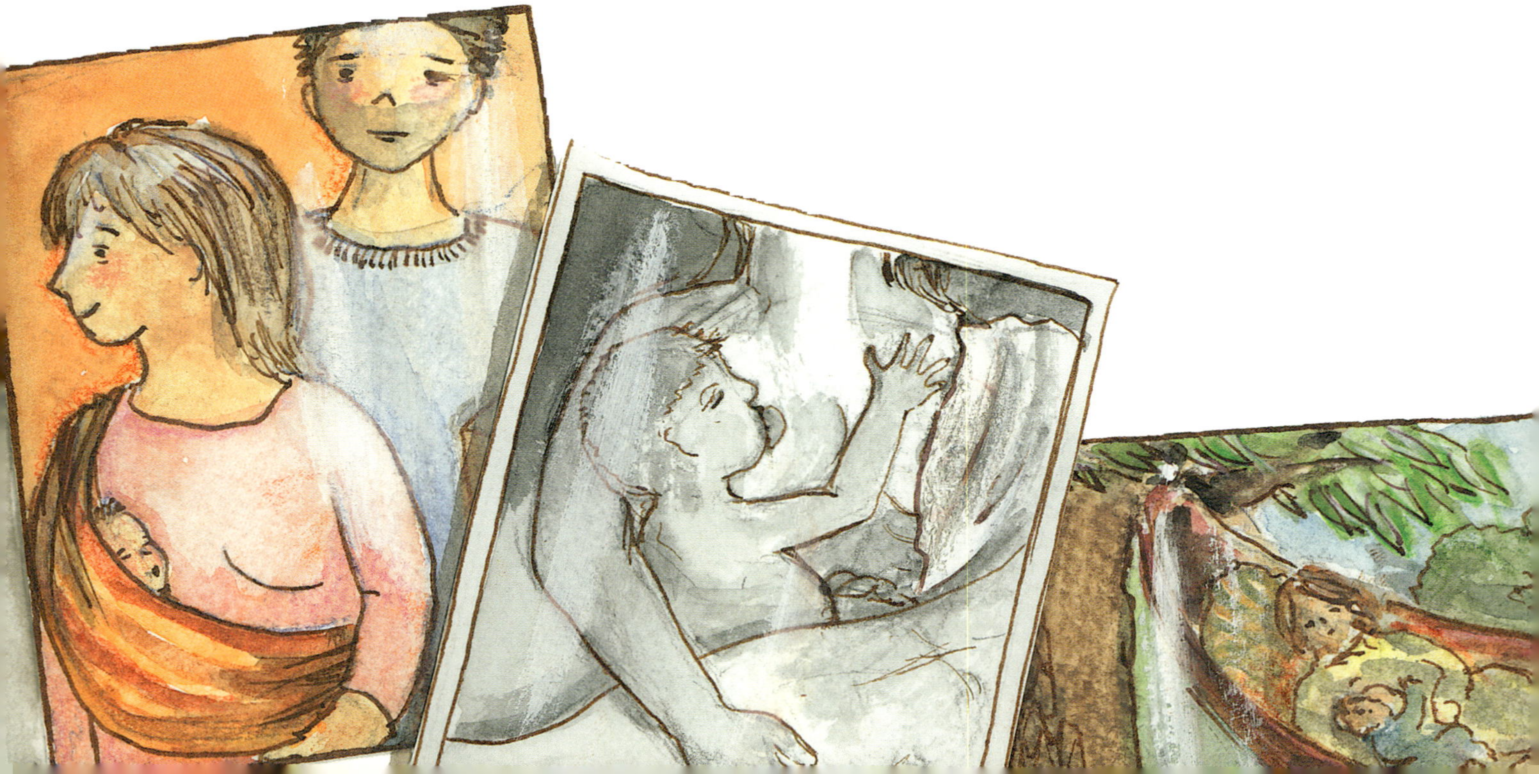

Eigentlich schade, dass ich mich daran nicht erinnern kann.
Als dann meine kleine Schwester in Mamis Bauch gewachsen ist,
hab ich mit Mimi aufgehört.
Ziemlich cool von mir, oder?
Ziemlich uncool, wegen Henriette so zornig zu werden ...

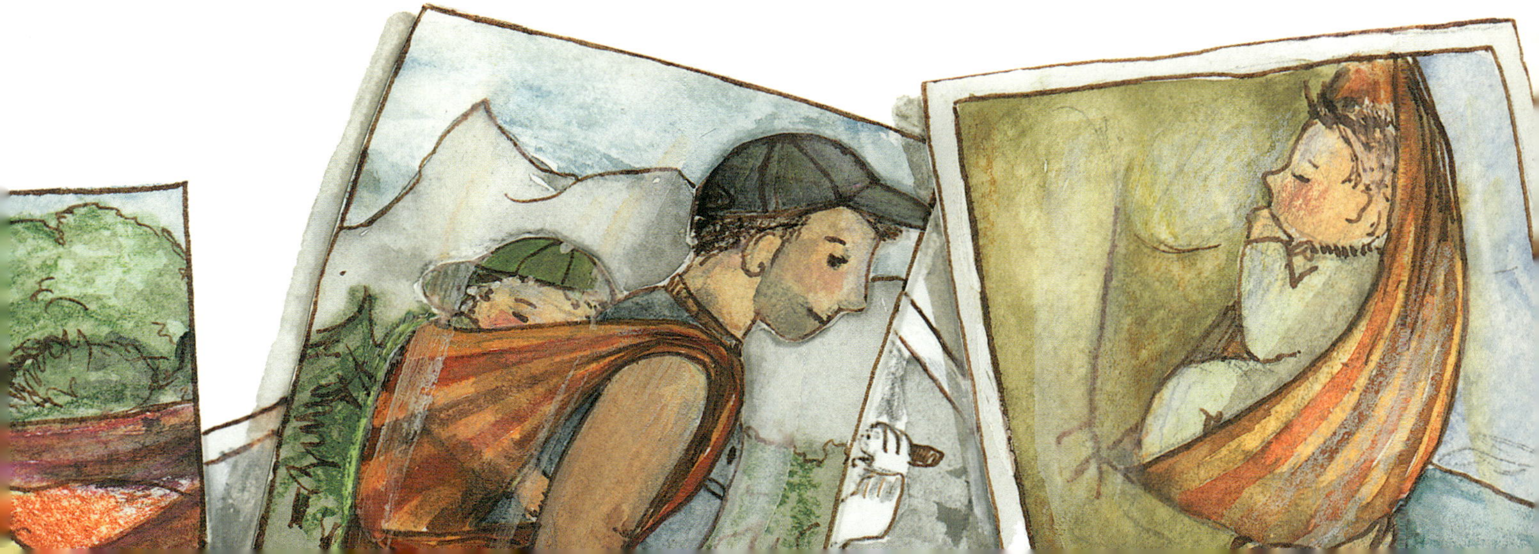

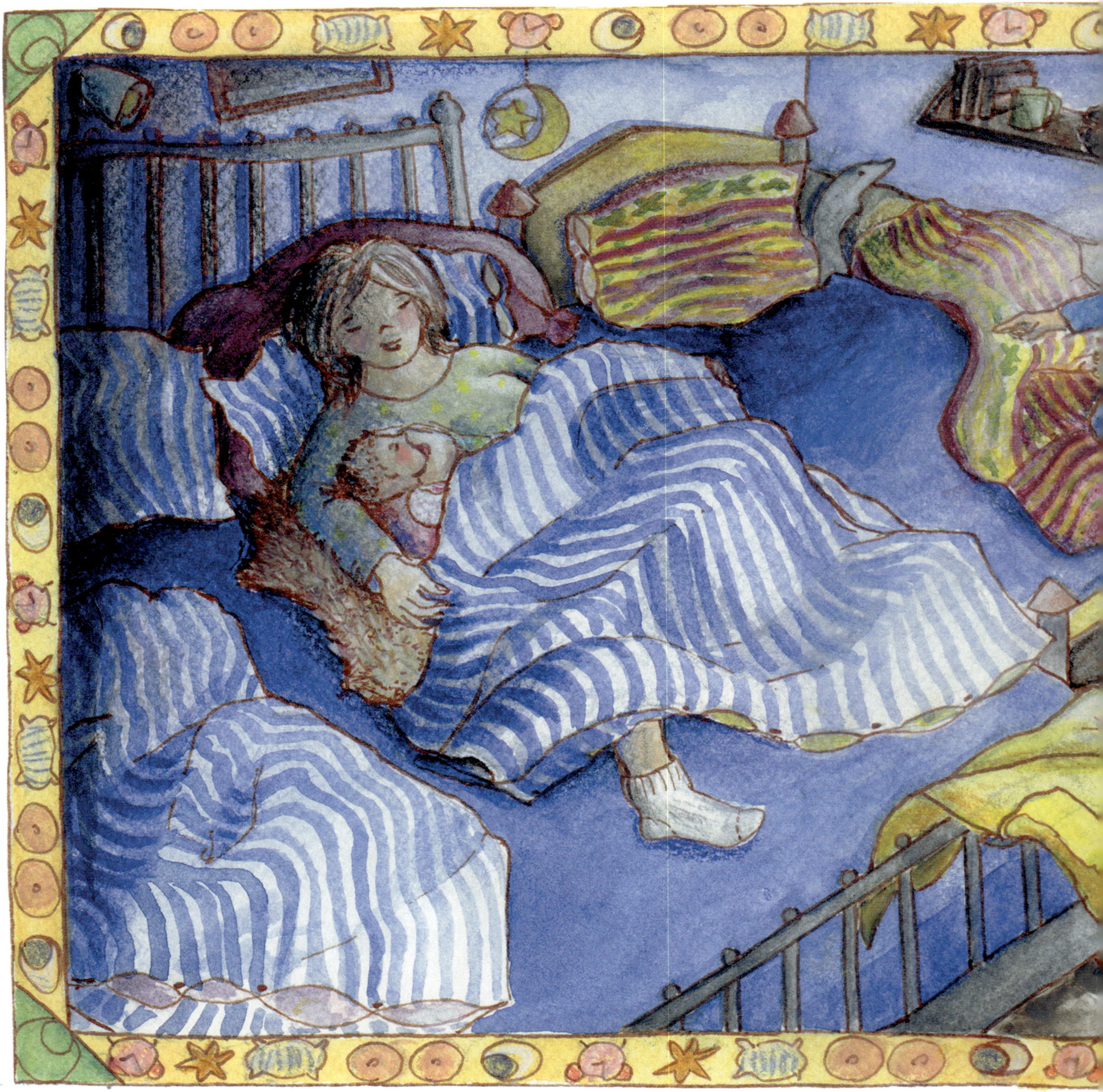

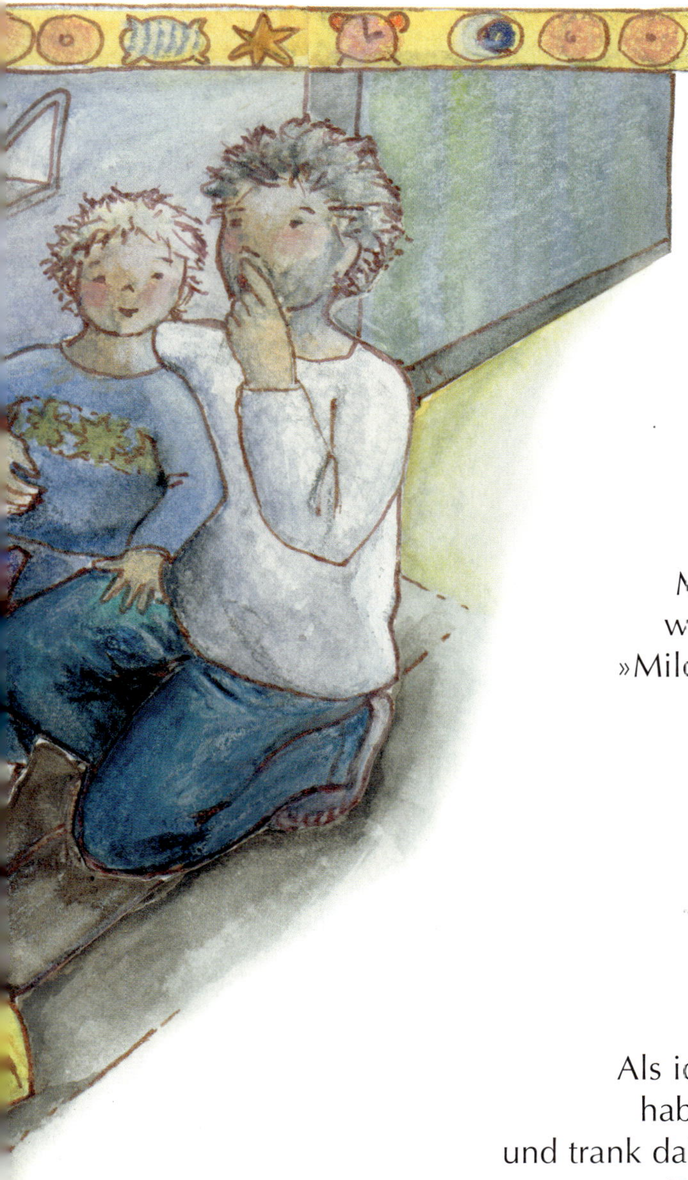

Henriette wuchs und wuchs – vor allem nachts! Henriette nuckelte, wenn ich an Mami gekuschelt einschlief und sie nuckelte, wenn ich morgens in Papis Armen aufwachte. »Milchbar durchgehend geöffnet!«, meinte Papi.

Als ich einmal nachts vom Pipimachen kam, hab ich vielleicht gestaunt: Henriette ratzte und trank dabei – und Mami schnarchte sogar dazu! Das war ja besser als im Schlaraffenland! Ich wollte dann mal der Henriette was nachmachen und hab das Schlaftrinken mit meinem Saft probiert, – gab aber nur ne Riesensauerei ...

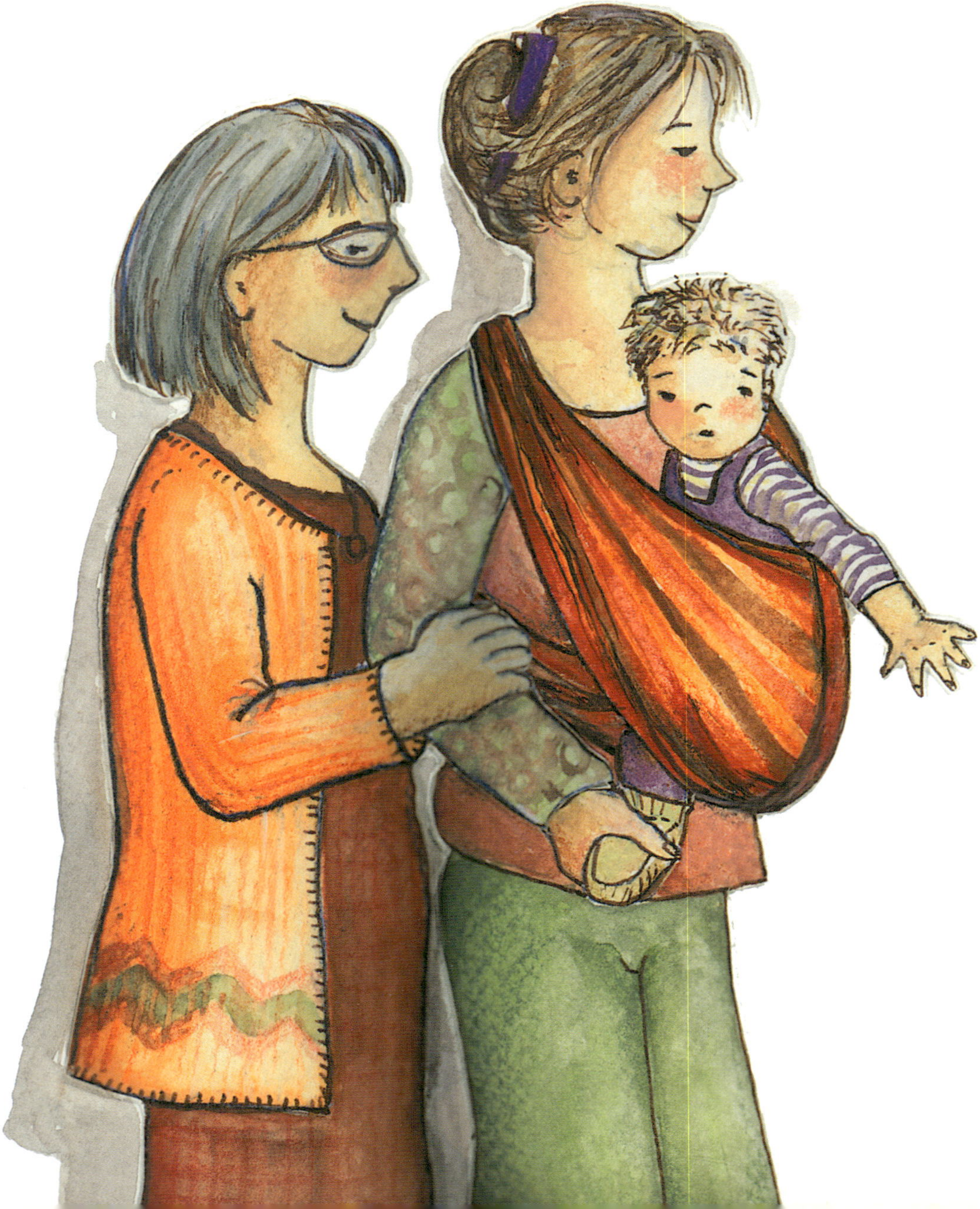

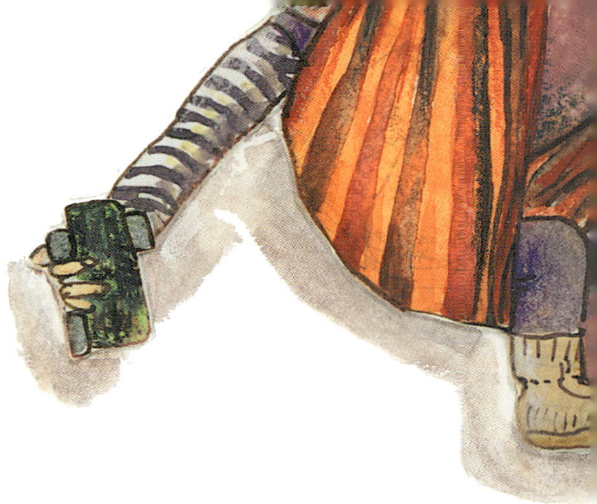

Bald hing Henriette nicht mehr wie eine Wurst vor Mamis Bauch, sondern saß wie ein kleines Känguruh in ihrem Tuch.
Die Welt gefiel ihr immer besser.
Klar, denn endlich konnte auch sie mal ein Rennauto in die Hand nehmen – und danach in den Mund.
Ich schenkte ihr deshalb netterweise das grüne. Das machte einen guten Eindruck bei Omi – und Henriette machte das mit dem fehlenden Rad sicher nix aus ...

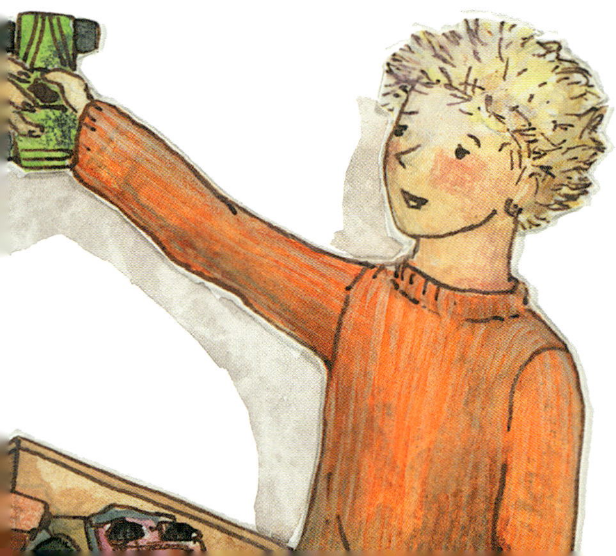

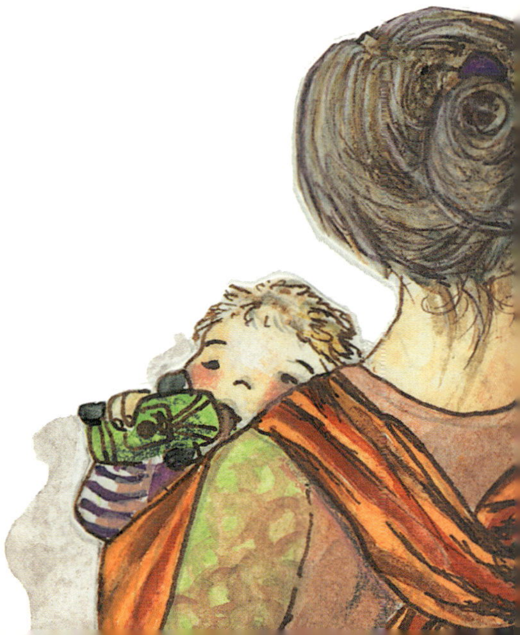

An eine Sache erinnere ich mich genau:
Henriette war wieder einmal ein
kleines Känguruh und Mami deckte
den Tisch fürs Abendessen.
Ich knallte meinen roten Ball
durchs Zimmer und ...

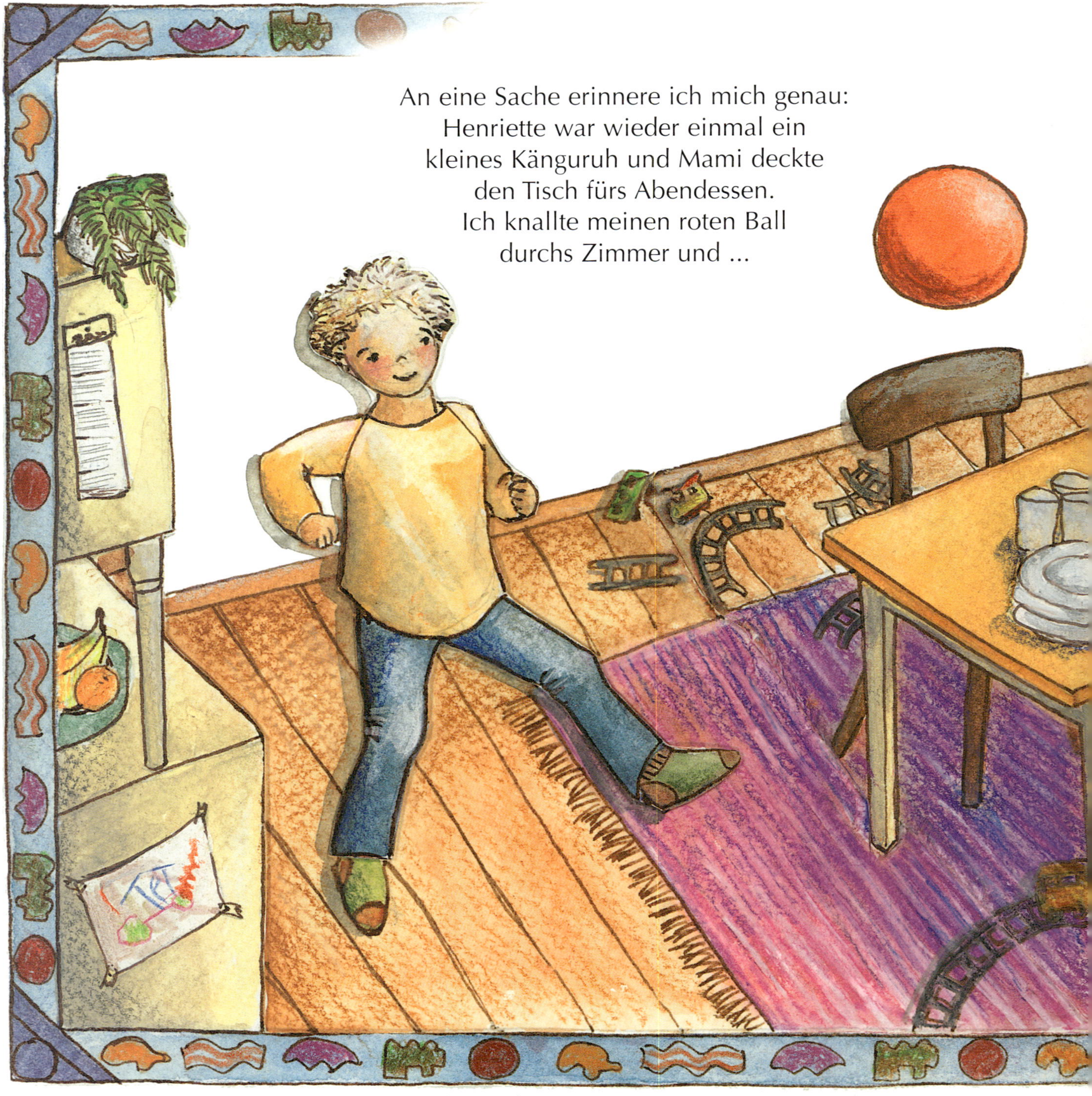

... Mami wollte gerade ihr Schimpfgesicht machen – da lachte Henriette zum allerersten Mal ganz laut.
Ich schoss nochmal – sie gluckste wieder. Mami kicherte mit.
Toll! Ich hatte Henriette als erster zum Lachen gebracht!
Nun hatte sie Schluckauf und Mami stillte ihn weg.

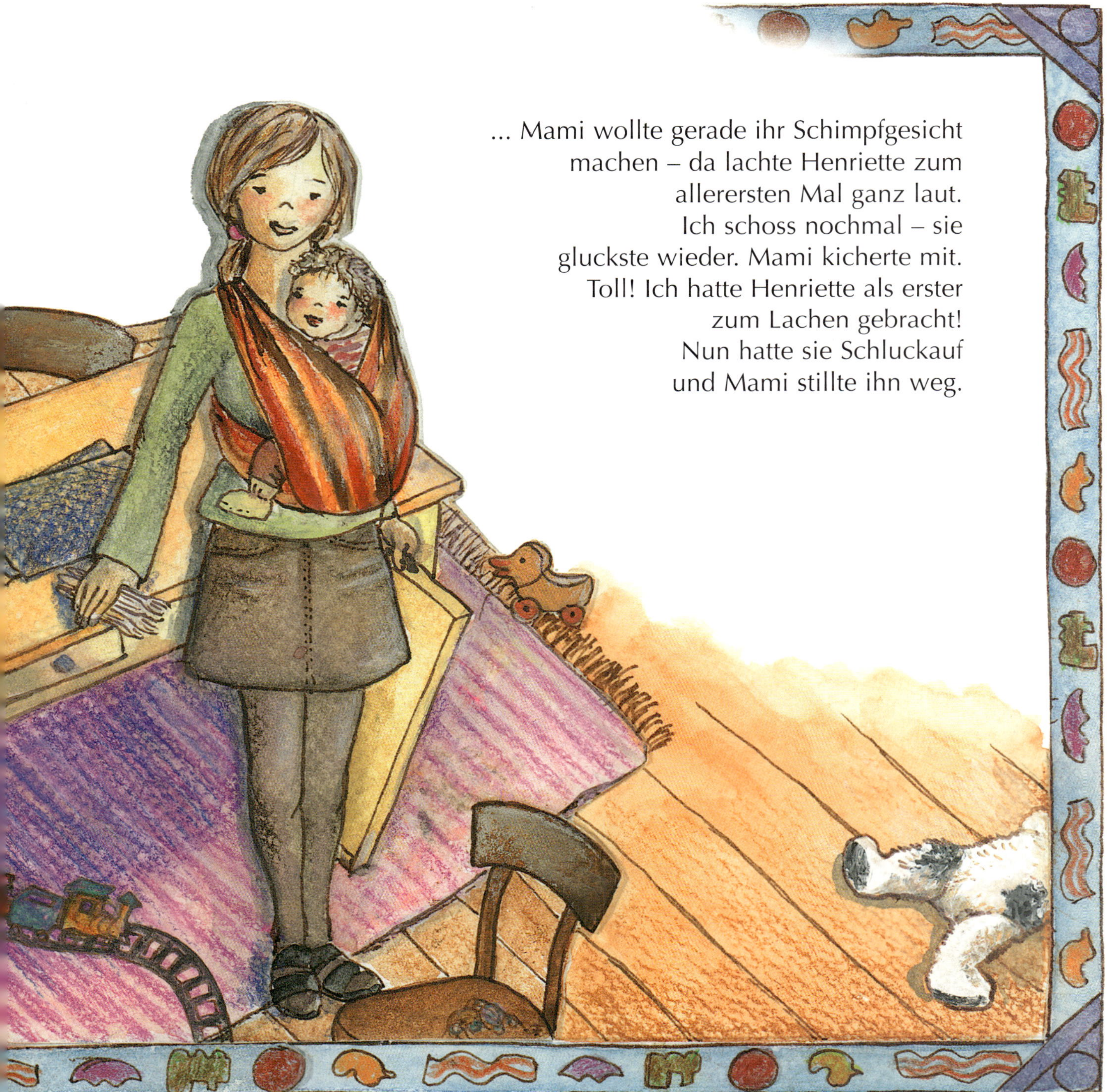

Manchmal tat mir Henriette direkt ein bisschen Leid.
Immer dasselbe Essen ...
Papi hat mir erklärt, dass das den Babys noch ziemlich schnuppe ist, die möchten es vor allem warm und kuschelig haben und Mami tanken. Sicherheitshalber hab ich mal den Kinderarzt gefragt, ob Henriette jetzt nicht doch mal eine ordentliche Portion Pommes bekommen sollte?

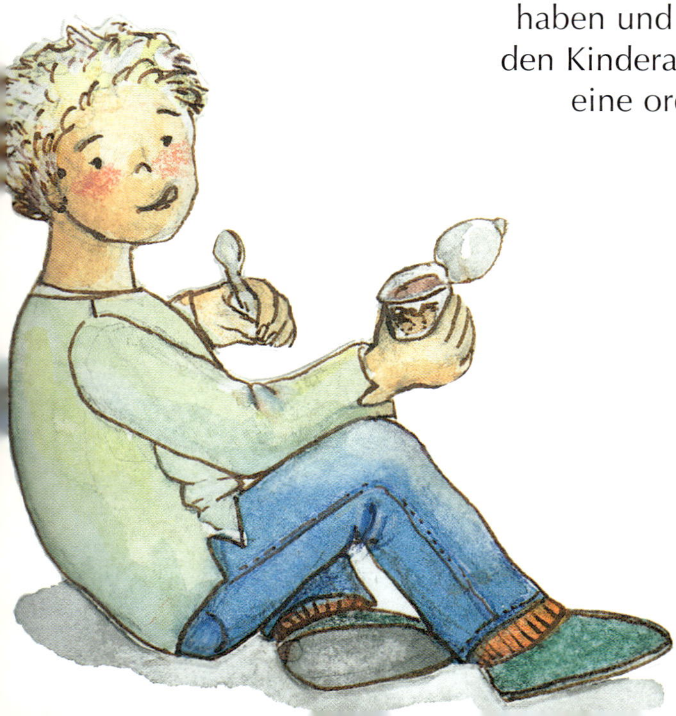

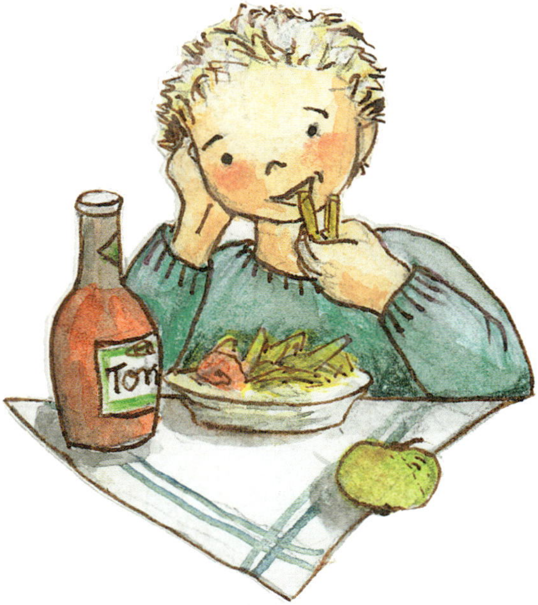

Aber der hat nur gelacht und gemeint, dass Mamimilch in den ersten Monaten genau das Richtige ist, und andere Sachen sogar Hautausschlag oder Bauchweh machen können.

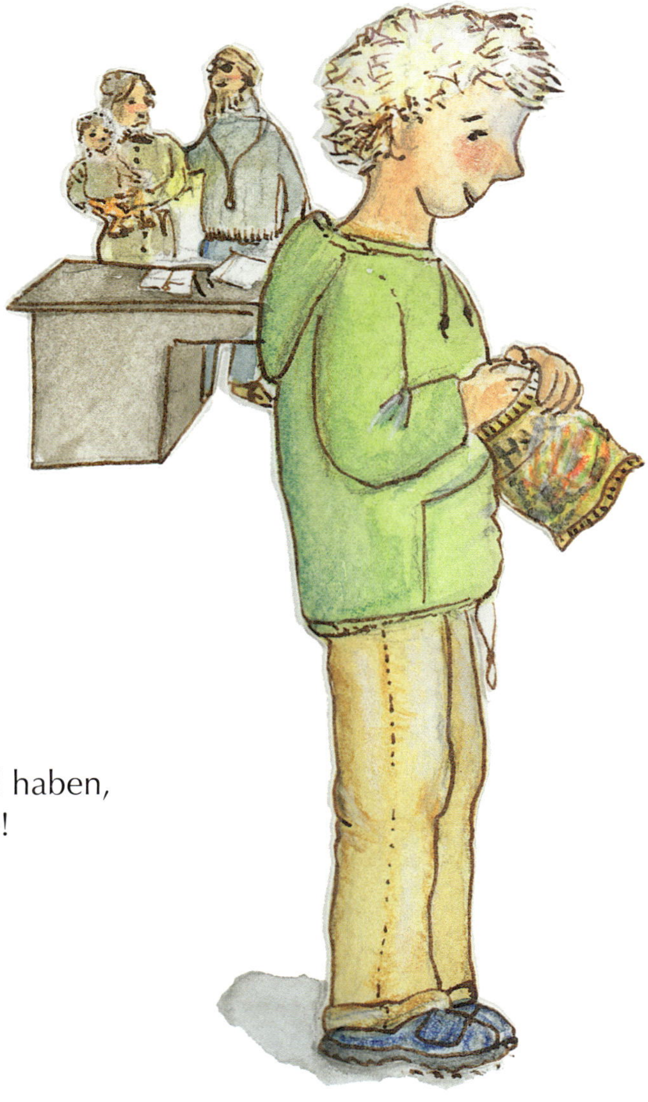

Tja, Henriette!
Da musst du schon noch ein wenig Geduld haben, bis ich dich an meine Gummibärchen lasse!

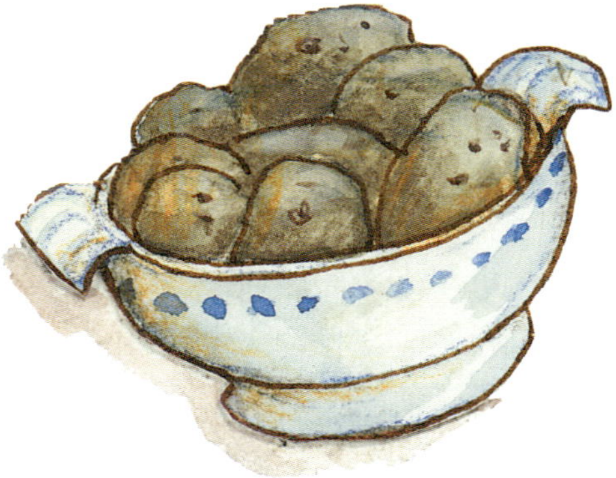

Aber eines Tages war es dann soweit!
Henriette grabschte ja schon seit Tagen mit ihren kleinen Patschhändchen auf unserem Tisch herum, sobald etwas Essbares in Sichtweite kam.
Es gab Pellkartoffeln. Nicht gerade meine Lieblingsspeise,
aber wohl genau das Richtige für absolute Anfänger.

Feierlich zerquetschte Papa eine Kartoffel, – jetzt durfte er mal ran mit Füttern! Die Kartoffel puuusten ... und vooorsichtig zu Henriettes Mäulchen bringen. Sie zögerte kurz, dann schnappte sie sich den Löffel und mampfte. Sie war natürlich mächtig stolz, dass sie in die Tafelrunde aufgenommen war.

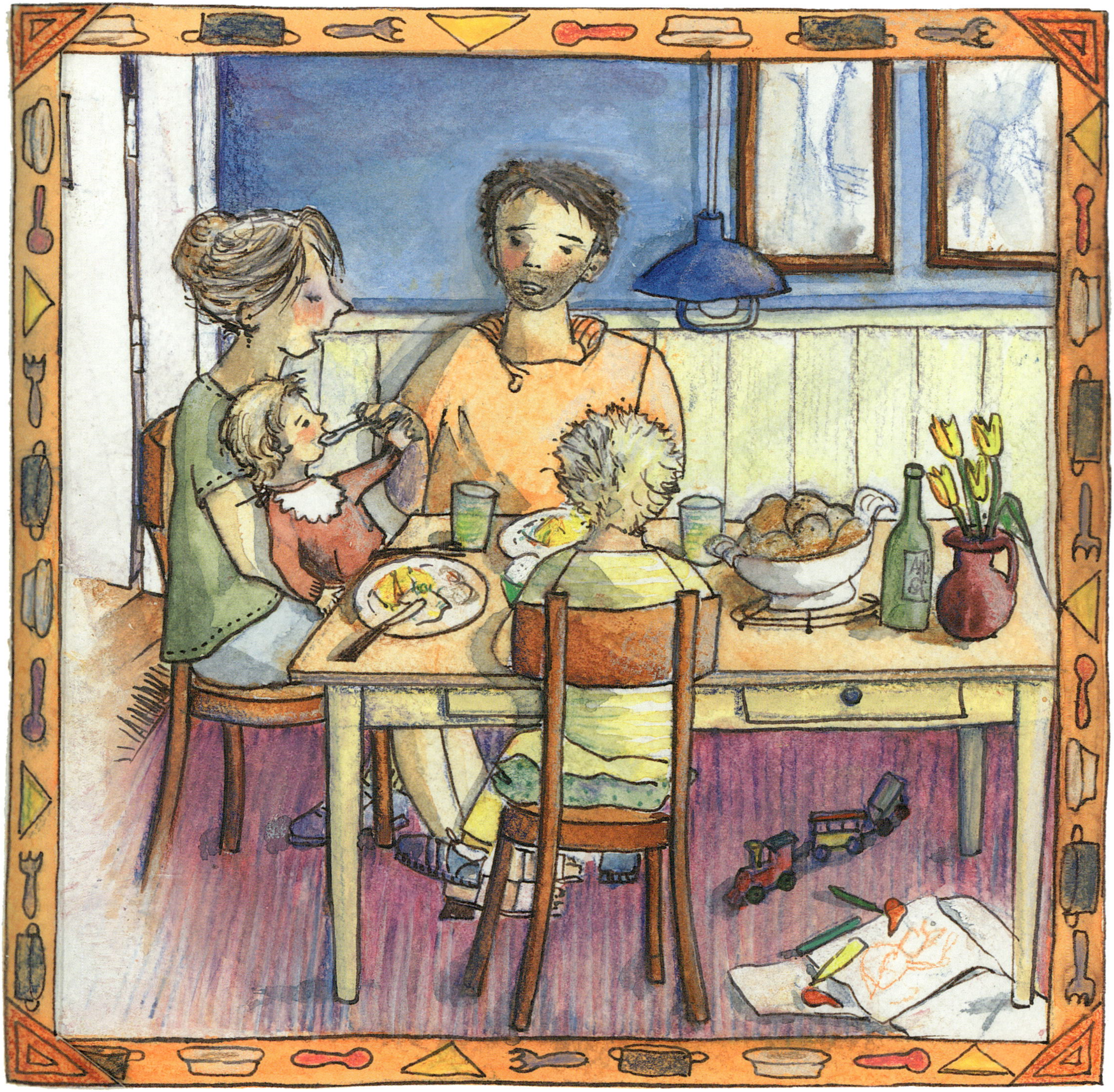

Im letzten Winter war Henriette mal krank.
Sie machte ständig die Windeln voll.
Ziemlich stinkige Dinger!
Sie wollte gar nichts mehr essen, nicht einmal Schokoladenlebkuchen – sooo schlecht ging es ihr! Der Doktor kam und war sehr nett. Er sagte, dass Mamis Milch die beste Medizin bei Bauchweh ist.

Da hatte Henriette vielleicht Glück!
Nach der Geburtstagsfeier bei meinem Freund Jonas, als mir von den Gummi-Dinosauriern so übel war, musste ich diesen grässlichen grünen Saft trinken.
Bäääh!
Henriette bekam also Busensaft – übrigens meine Worterfindung!
Aber meine Schwester musste mir natürlich wieder mal was nachmachen: »Busi«, sagte Henriette nun immer, wenn sie bei Mami auftanken wollte.

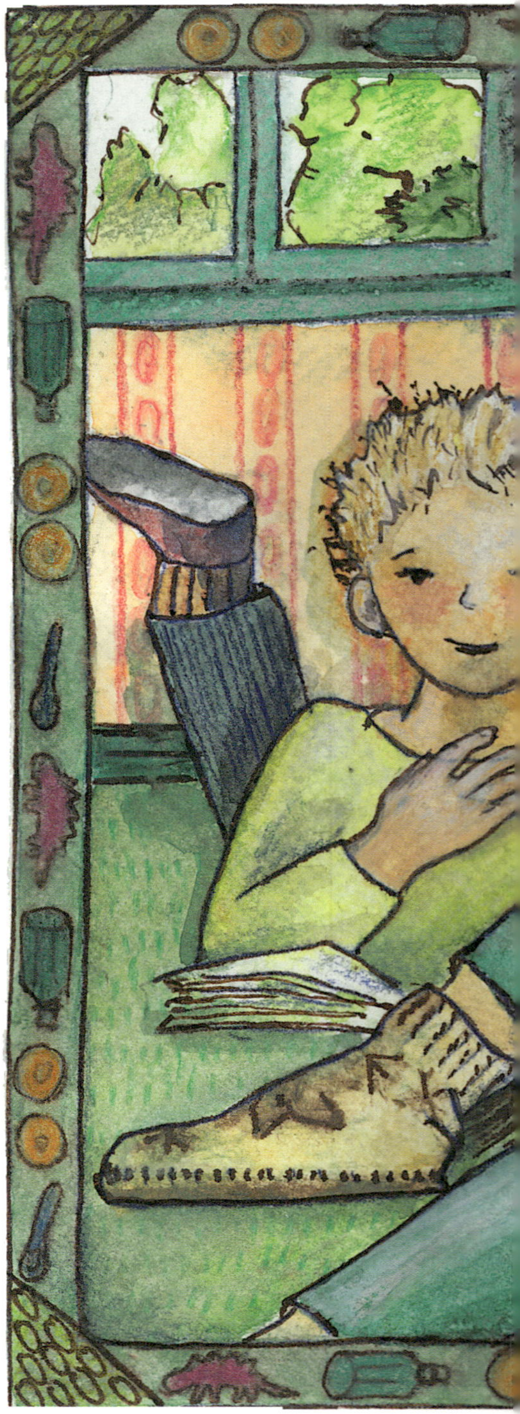

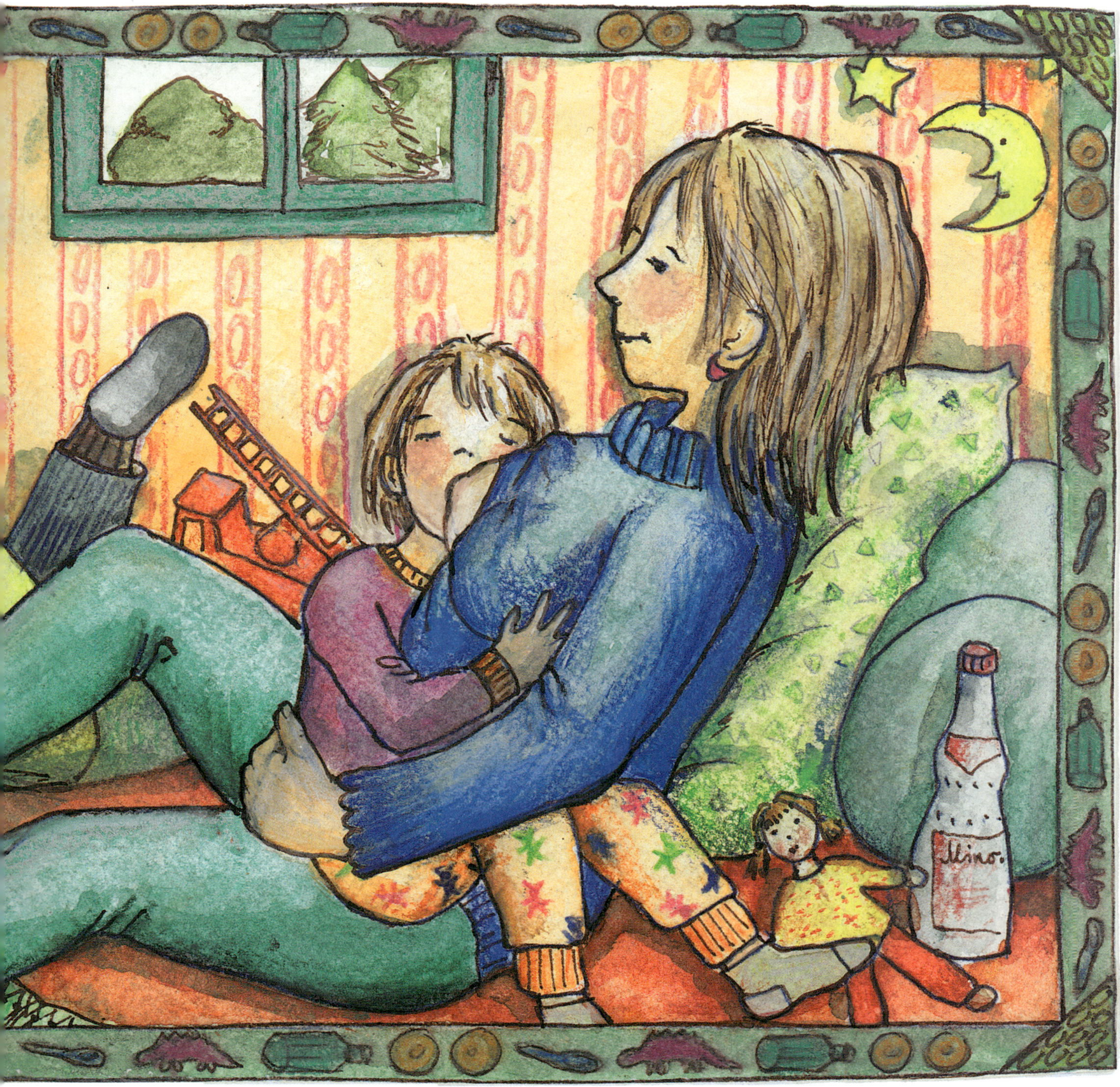
Mino.

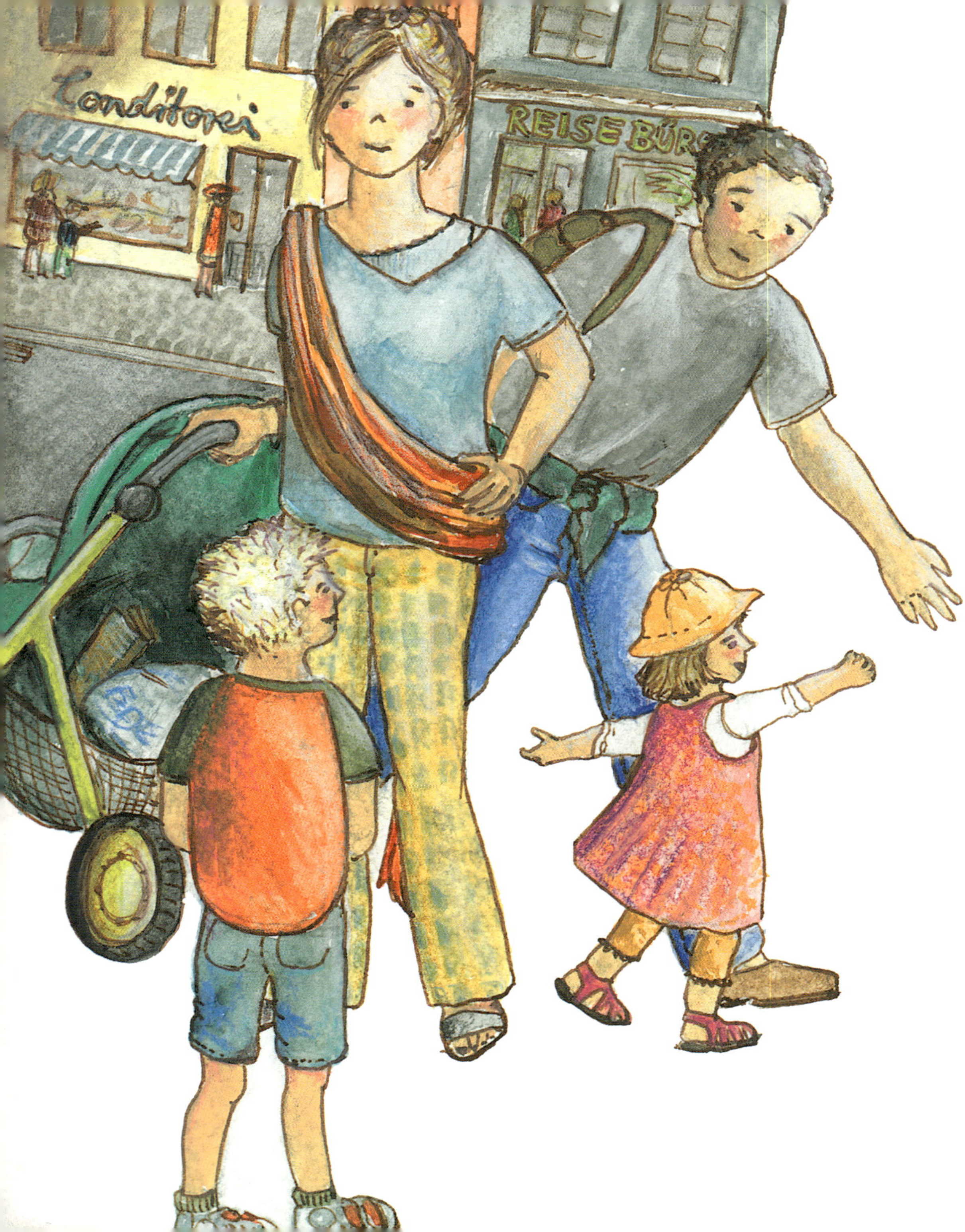
Conditorei
REISE

Henriette konnte nun schon recht gut laufen – meist in die falsche Richtung. Und aus dem Buggy konnte sie blitzschnell ausbrechen. Dann versuchte Mami, sie mal für eine Weile ins Tragetuch zu stopfen – aber Henriette wollte kein Baby mehr sein.

Mami guckte dann ein bisschen traurig, und Papi sagte: »Wie die Zeit vergeht«, und erzählte immer so alte Geschichten von früher.
Meine Lieblingsgeschichte ist die von unserer Bergwanderung im Urlaub: Papi hatte mich wie einen Rucksack auf den Rücken gebunden und wir sind bis zum Gipfel gekommen.
Tja, das muss Henriette mir erst mal nachmachen!

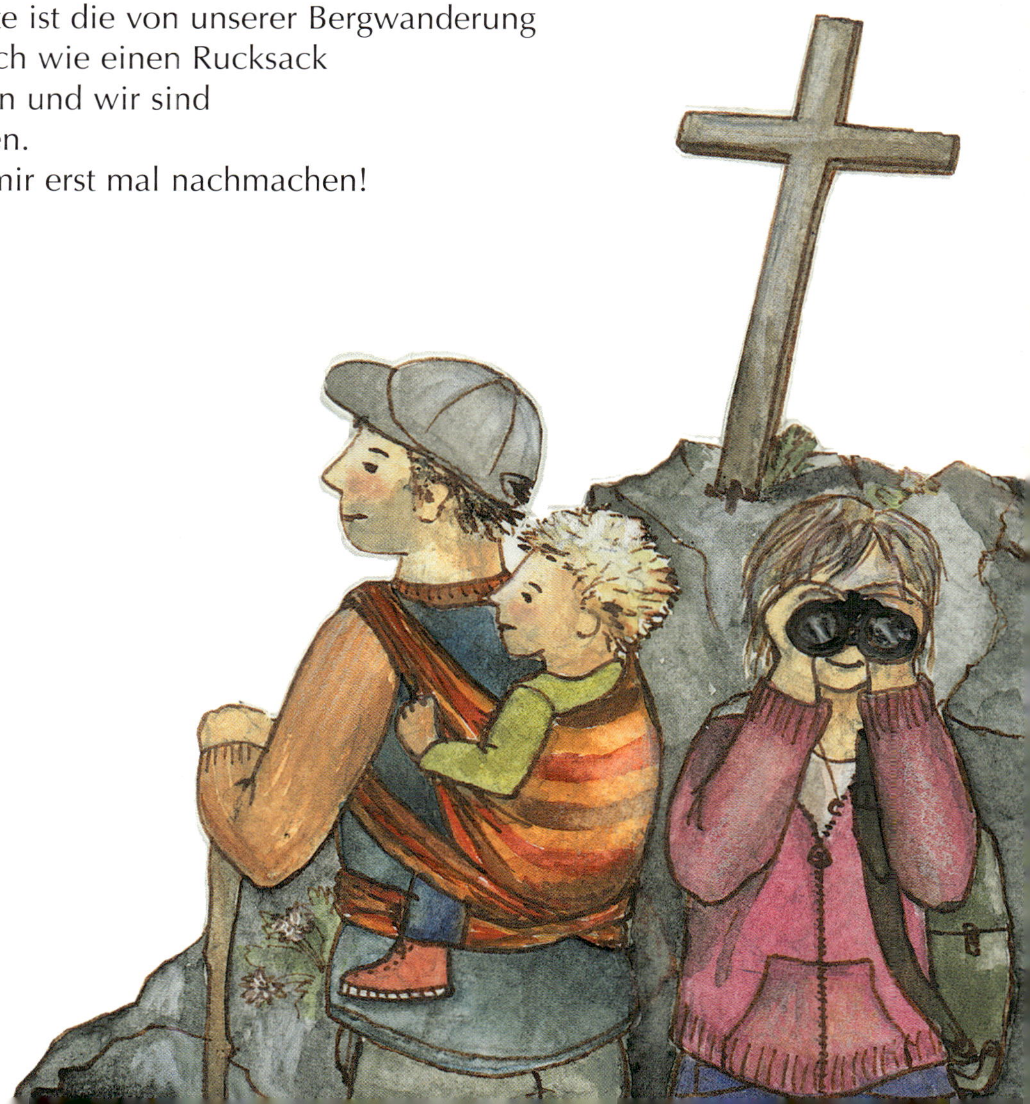

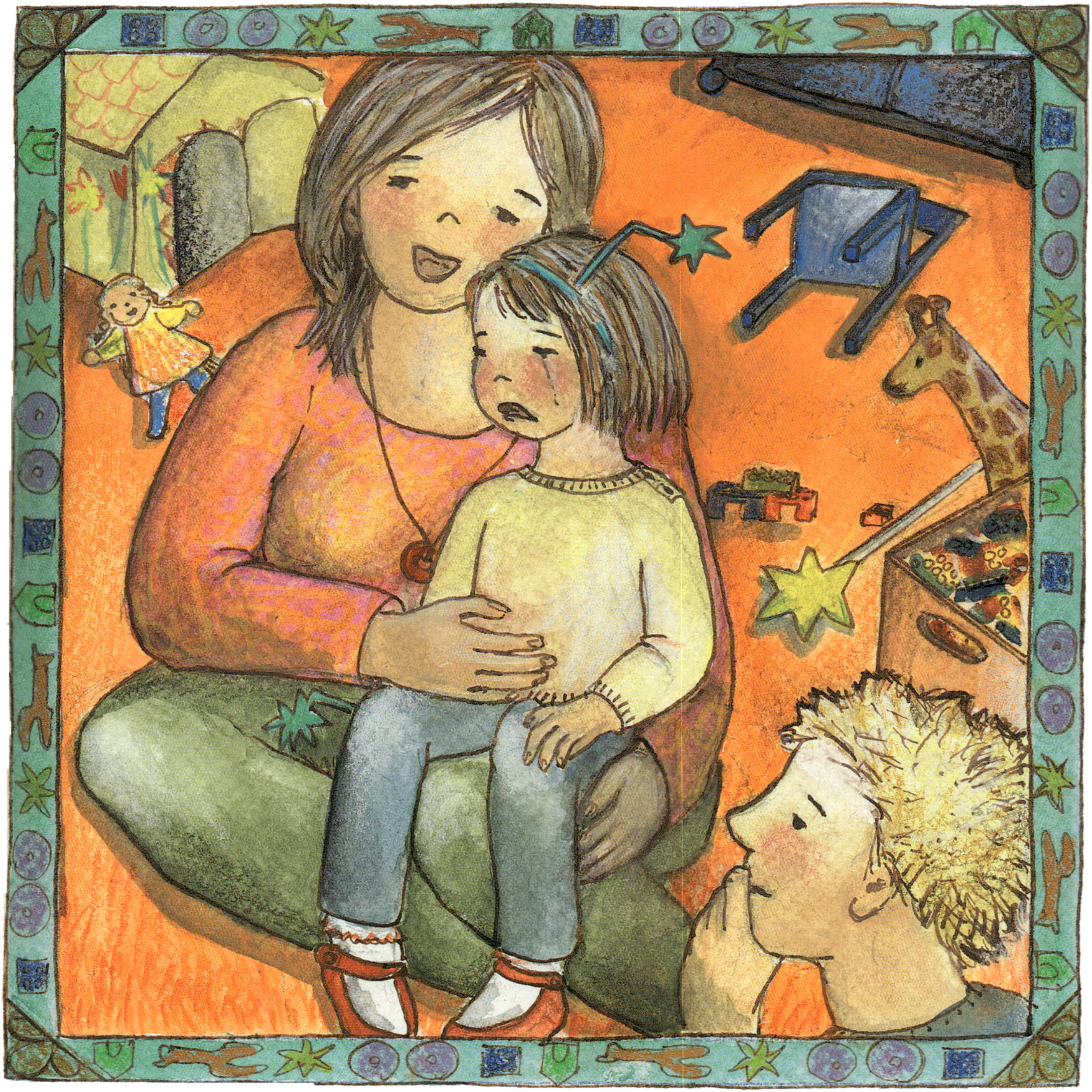

Seit Henriettes zweitem Geburtstag glaube ich, dass doch mal eine ganz brauchbare Schwester aus ihr wird. Man kann sich schon ganz gut mit ihr unterhalten – am besten über Prinzessinnen. Und im Garten haben wir schon Räuber und Gendarm und sogar Löwenjagd miteinander gespielt.

Leider gibt es schon mal kleinere Unfälle ...
Wenn's mich erwischt, weine ich fast gar nicht,
und Mami singt unser altes Heile-Segen-Lied ...
natürlich nur ganz leise.
Wenn's Henriette erwischt, brüllt sie los, dass dir die
Ohren wackeln und Mami das Erste-Hilfe-Stillen machen
muss, auch wenn Henriette doch schon sooo groß ist.

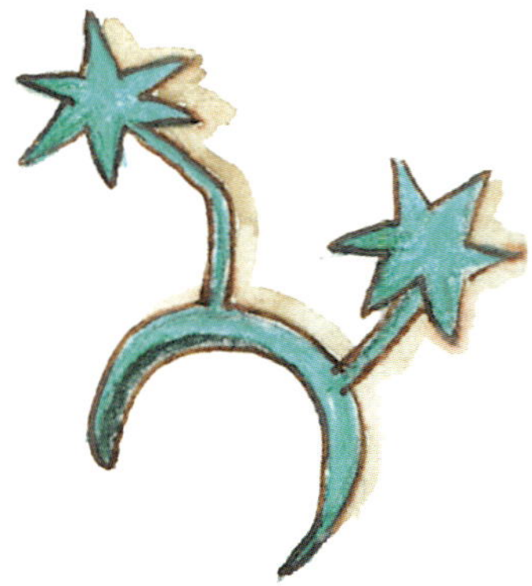

Kürzlich ist Henriette rückwärts vom Stuhl gekippt
und hat geschrien wie verrückt.
Mami kam gelaufen und – Henriette wollte gar kein Busi,
sondern Heile-Segen machen!
Ich hab's doch gesagt, sie macht mir alles nach!

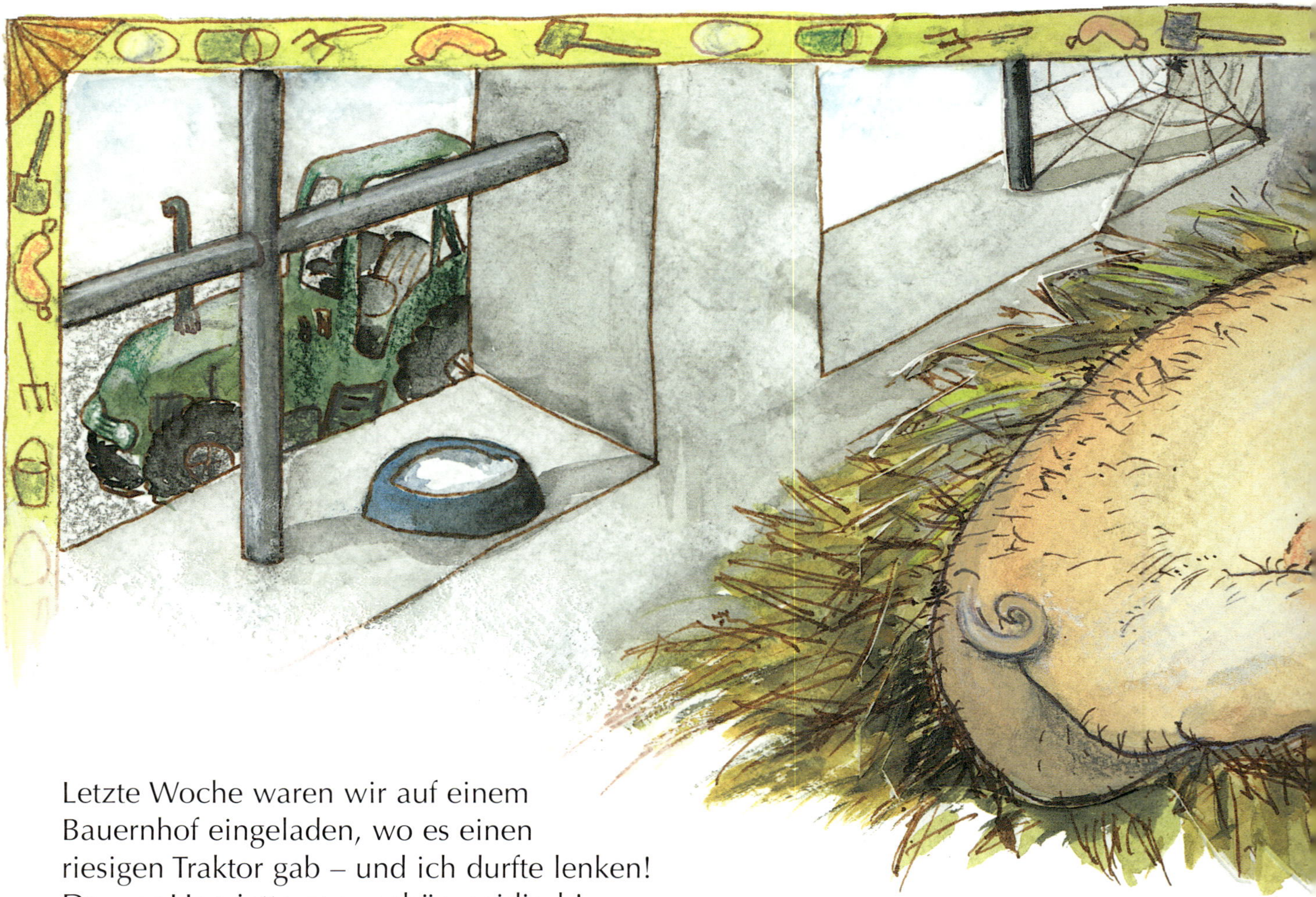

Letzte Woche waren wir auf einem Bauernhof eingeladen, wo es einen riesigen Traktor gab – und ich durfte lenken! Da war Henriette ganz schön neidisch!
Zum Schluss wollten wir noch die kleinen Ferkel sehen, die ganz frisch auf die Welt gekommen waren. Die waren vielleicht süß! Sie lagen alle am Bauch der dicken Schweinemama und haben ... na was wohl?
»Die trinken Busi!«, hat Henriette ganz begeistert geplärrt, und alle mussten schrecklich lachen. Ich hab dann die Ferkel gezählt ... elf Geschwister!
Also mir reicht die Henriette schon, die so groß sein will wie ich.
Naja, und irgendwann wird sie auch nicht mehr Busi trinken, denn bei mir war das ja auch so. Und wie ihr alle wisst, sie macht mir ja immer alles nach!

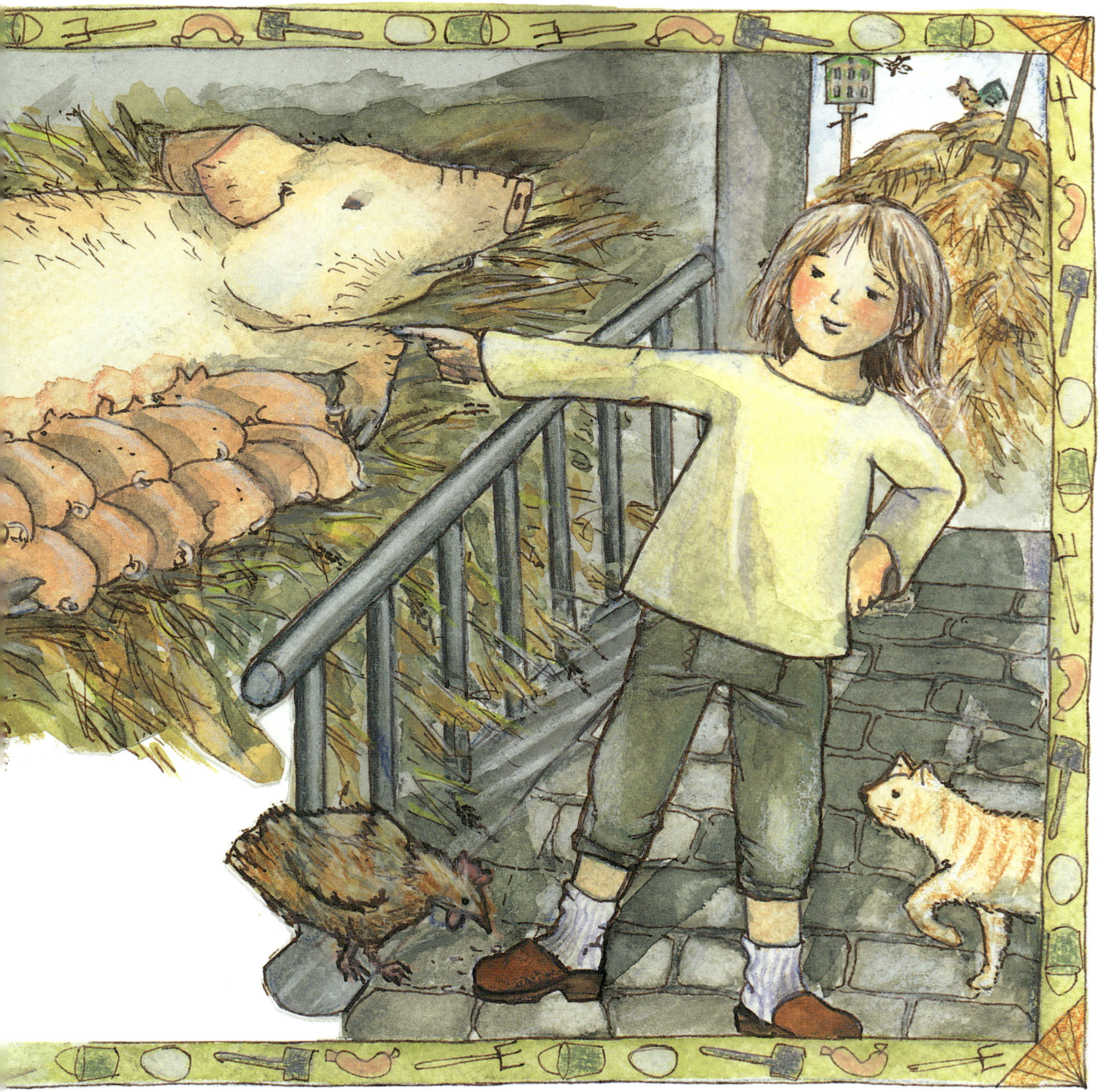

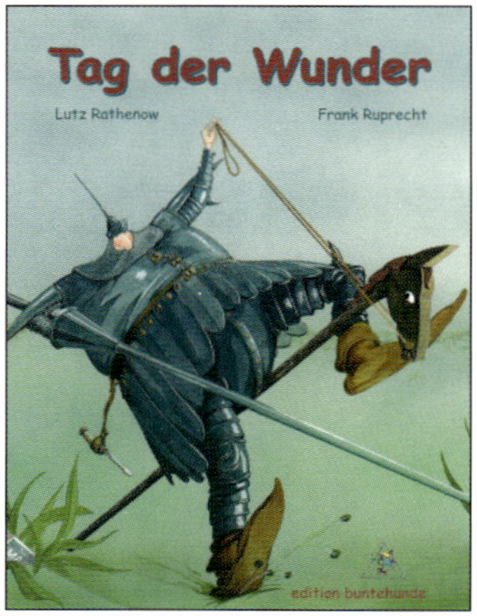

Tag der Wunder

Text von Lutz Rathenow
Bilder von Frank Ruprecht

ISBN 978-3-934941-28-1
Hardcover • 29 x 21,5 cm
28 Seiten
Ganzseitig farbig illustriert
17,80 Euro [D]

Ein seltsamer Tag. – Der Drache ist lustlos und einsam, der Ritter ängstlich und schwach, der Riese will sich am liebsten verstecken, und der Indianer trommelt nur noch Trauer. Doch da geschieht das Wunder: Alice hüpft beschwingt des Wegs und erlöst die vier durch ihren Kuss.

■ »Ein Märchen über die Magie eines unbeschwerten Kusses, über die Liebe, die Schutzpanzer überflüssig macht und Vergangenes vergessen lässt. Leben kann leichtfüßiges Schweben sein ...« (www.librikon.de)

Helmut Hoehn

Der Wurstkuchlhund

Ein bunter Bilderbogen für kleine und große Leute

ISBN 978-3-934941-26-7
Hardcover • 21,5 x 21,5 cm
36 Seiten • 40 Farbbilder
12,90 Euro [D]

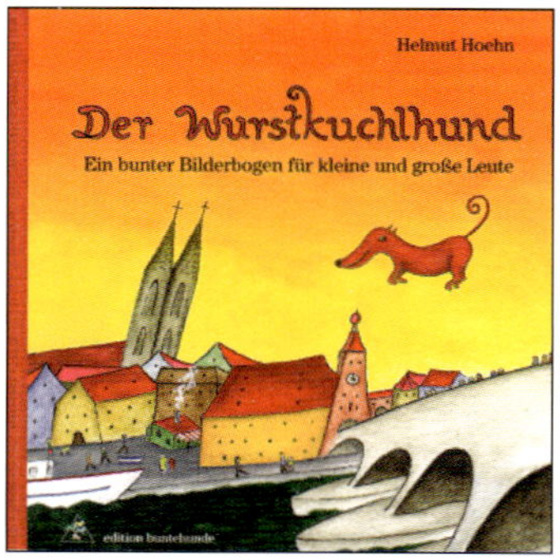

Vom krummbeinigen Außenseiter zum gefeierten Retter in der Not! Von der ängstlichen Promenadenmischung zum gefürchteten Helden der Lüfte! – Waldemar ist ein ganz besonderer Hund. Mittelpunkt des Geschehens ist die Historische Wurstkuchl zu Regensburg, die älteste Bratwurstküche der Welt! Über sie spannt sich ein bunter Bilderbogen mit einer unglaublichen Geschichte!

■ »...das Buch vom trolligen Vierbeiner, der mittlerweile schon Kultstatus in unserer Stadt genießt!« (Mittelbayerische Zeitung)

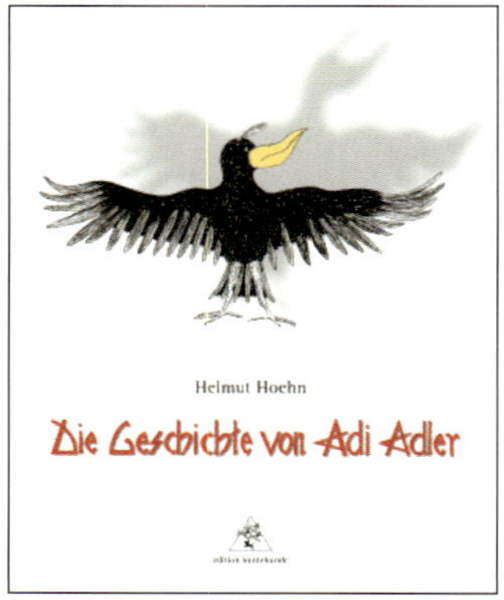

Helmut Hoehn

Die Geschichte von Adi Adler

ISBN 978-3-934941-47-2
Paperback • 20 x 23,5 cm
46 Seiten • 23 s/w-Bilder
14,80 Euro [D]

Zugrunde liegt die reale Geschichte des Dritten Reichs: Der Rabe Adi Adler schmückt sich im wahrsten Sinn des Wortes mit fremden Federn. Erzählt wird von seinem hochmütigen Aufstieg und dem Fall. Originelle Reime und ausdrucksstarke Bilder stellen die Lächerlichkeit bloß, die sich hinter Größenwahn und Machtmissbrauch verbirgt.

■ »So kann man eben auch sehr gut mit der eigenen Vergangenheit umgehen.« (Julim-Journal)

Hans Traxler

Fünf Hunde erben 1 Million

ISBN 978-3-934941-50-2
Hardcover
30,5 x 23,5 cm
32 Seiten
68 Zeichnungen
19,80 Euro [D]

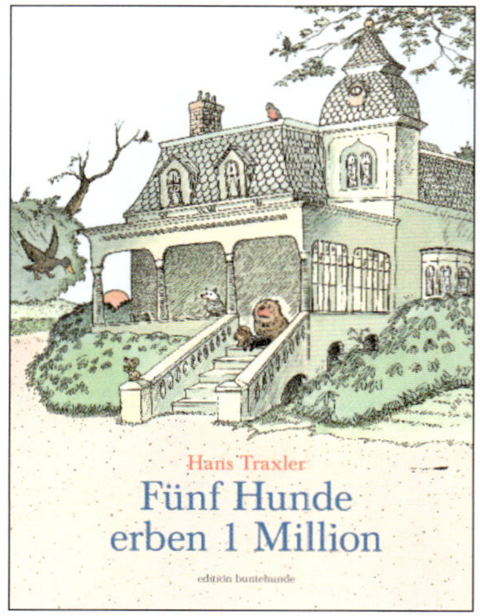

Das allererste Kinderbuch des großen Satirikers und Zeichners, das 30 Jahre nach seiner Entstehung, eine attraktive Neuauflage erlebt: Miss Lilly ist gestorben. Bei der Verlesung ihres Testaments gibt es einen Riesenärger. Die alte Dame hat ihre prächtige Villa nicht etwa ihren beiden Neffen, sondern ihren fünf Hunden und dem Papagei Ludwig vererbt. Die Neffen finden das gar nicht komisch ... Wie die Sache ausgeht? – Überraschend!

■ »Ein Juwel von einem Schmunzelbuch, für Kinder und nicht minder für Erwachsene!« (Mittelbayerische Zeitung)